心血管疾病
防治康复护理
全书

主　审

赵水平

主　编

李向平　许丹焰

副主编

黄伶智　曹立芳

编　者

罗小岚　刘颖望　黄贤圣　阮贵云　彭　然

柳琴娜　赵延恕　陈雅琴　吴陈璐　刘启明

彭　佳　罗　飞　刘　琼　张　超　王亚婷

陈静远　郭　媛　桂娅君　廖彩秀　胡佳惠

李盛岚　阮　叶　陈思思　朱　莉　张晓丹

插　图

张晓娟　宗艳艳　罗　婷

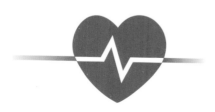

湖南科学技术出版社

我国改革开放 40 多年后，人们的生活方式发生了很大的变化，同时伴随人口增长、老龄化等社会因素，导致人群心血管疾病持续增长。更为重要的是，心血管疾病相关的关键危险因素尚未得到有效控制，高血压、血脂异常、糖尿病等患病率不断上升，不合理膳食、吸烟、超重和肥胖、缺乏体力活动等不良生活方式持续流行，使我国心血管疾病防护形势更加严峻。

健康长寿是人类永恒的第一主题。《"健康中国2030"规划纲要》中制定了"共建共享、全民健康"的战略主题，提出以基层为重点、预防为主的工作方针。从公共卫生和临床医学的角度，加强心血管疾病的一级预防和健康管理，显然已成为一场需要全中国人民都参与的心血管疾病防护战。

进入到 21 世纪，人类已积累了许多心血管疾病预防和治疗的科学知识，但系统了解和全面知晓这些有用知识的人并不多，普及心血管疾病防护的科学知识已成为当务之急。为此，中南大学湘雅二医院心血管内科组织相关专家精心编写了这本《心血管疾病防治康复护理全书》。本书简单明了地讲述了心血管疾病诊疗和自我防护的许多科学常识，具有极高的指导作用和普及价值。作为在心血管疾病临床防治一线工作43年的医务工作者，特别向关注心血管健康和愿意参加心血管疾病防护的大众推荐本书。

中南大学湘雅二医院

赵水平

心血管疾病是当今全球性的流行病，常年高居死亡原因榜首，大量消耗着人类的医疗资源，已经成为影响全球可持续发展的重大公共卫生问题。在中国，它亦是居民死亡和疾病负担的首要原因，占居民疾病死亡构成的 40% 以上，每5 例死亡中就有 2 例死于心血管疾病。世界卫生组织原总干事陈冯富珍曾警告："如果中国的心血管疾病、糖尿病等慢性疾病不加以控制，那么，改革开放以后的几乎一半的经济成果都将可能被这些重大慢性疾病消耗殆尽。"

　　近 30 多年来，随着医疗技术的发展和进步，我国对于心血管疾病及危急重症的救治水平有了很大的提高。例如，心血管介入技术的开展，使越来越多的心律失常和先天性心脏病得以根治；通过及时介入治疗开通闭塞的冠状动脉，显著降低了急性心肌梗死患者的死亡率；冠心病和心力衰竭的规范化治疗，也明显改善了患者的生活质量，延长了患者的寿命。

　　然而，这似乎依旧不能阻止心血管疾病的蔓延脚步。2019 年《中国心血管病报告》中，我国心血管疾病患病人数达 2.9 亿，患病率仍处于上升阶段，每 5 个成年人中就有 1 人患心血管疾病。人们都在问：为什么技术发展了但心血管疾病患者越来越多？答案是：我国民众对心血管疾病的防治、康复和护理等方面的知识还很欠缺，高血压、高脂血症、糖尿病、肥胖等心血管疾病高危因素的发病率仍在持续不断增加。有的人存在诸多的不良生活方式，抽烟、酗酒、熬夜、不健康饮食、久坐不动等，增加了心血管疾病患病的风险；有的人即使发现血压高、血脂高、血糖高，也不予积极治疗，造成了严重的后果；有的人发病了不及时就医，延误了最佳的治疗时机；有的人患病后不知道如何进行康复和护理，造成疾病迁延或复发。还有不少患者担心药物副作用，自行停药或减量，使病情恶化；不少心血管疾病患者同时合并心理障碍，辗转于各大医院，反复检查、反复住院，不但严重影响患者的生活质量，也耗费了大量的医疗资源，给患者和医疗系统带来沉重的负担。

值得欣慰的是，我国已经主动正视心血管疾病领域的诸多问题，并予以积极干预。2016 年 10 月，中共中央国务院印发了《"健康中国 2030"规划纲要》将"健康中国"上升为国家战略；2019 年，国务院印发《关于实施健康中国行动的意见》从干预健康影响因素、维护全生命周期健康和防控重大疾病三个方面提出 15 项行动。

"健康中国"在行动。帮助中国民众提高对心血管疾病的认识，让大家了解常见心血管疾病的病因、临床表现、诊断、治疗、预防、康复和护理等方面的知识，学会心血管健康的自我保护和管理，以达到促进国民采取健康的生活方式，降低心血管疾病发病率和死亡率，推动健康中国行动的实施，是我们每一位医者不可推卸的责任，这也是促使我们编写本书的缘由。

参加本书编写的作者都是中南大学湘雅二医院心血管内科相关领域的教授、专家，主编和副主编从事心血管疾病的临床诊治和护理工作多年，积累了丰富的临床经验和体会。我们在编写本书的过程中，力求内容简明实用，语言通俗易懂，并能反映心血管领域最新的研究进展和观点，希望能给读者们提供一些帮助。文中难免有疏漏之处，恳请广大读者给予批评指正，以提高我们的写作和科普能力。

100 多年前，著名的爱德华·特鲁多医生说："有时，去治愈；常常，去帮助；总是，去安慰。"给患者以援助，应该是医学的经常性行为，也是医学的繁重任务，其社会意义大大超过了"治愈"，更向医生昭示了未来医学的社会作用。

今天，在心血管健康的保卫战中，请让我们一起携手同行！

中南大学湘雅二医院

李向平　许丹焰

上 篇　**心血管疾病原因、症状与诊疗**

第一章　高血压

第二章　高脂血症

第三章　冠心病与动脉粥样硬化性心血管疾病

第四章　心脏瓣膜疾病

第五章　先天性心脏病

第六章　心肌病与心肌炎

第八章　心律失常

下 篇　心血管疾病的预防、康复和护理

第九章　医院就诊相关知识

第十章　心血管疾病的预防

第十一章　心血管疾病患者的康复

第十二章　心血管疾病患者的护理

上 篇

心血管疾病原因、
症状与诊疗

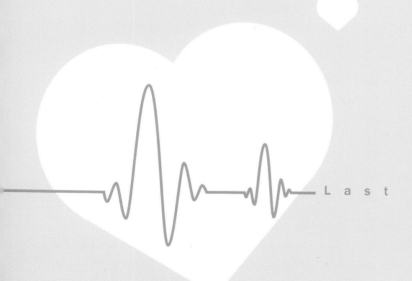

Last

第一章　高血压

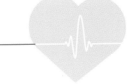

001　什么是高血压？

　　高血压是当今世界上最常见的心血管疾病，其患病率高，病程长，致死、致残率高，被人们称为"无声的杀手"。据我国最新高血压调查数据显示，中国 18 岁及以上成人高血压的患病率为 23.2%，患病人数达 2.435 亿，每 5 个成年人中就有 1 位是高血压患者。在我们身边的长辈和亲朋好友中常常会有高血压患者，因此了解什么是高血压很有必要。

　　在认识高血压之前，我们先了解一下什么是血压。就像水管中流动的水会对水管壁产生压力一样，人体血管内流动的血液也会对血管壁产生压力。人体的血管分为动脉、毛细血管和静脉，动脉负责将心脏搏出的血液输送至全身的毛细血管，在体表可触及到一些动脉的搏动，如中医"把脉"触摸的就是桡动脉；而静脉则将来自全身毛细血管的血液送回到心脏，在我们的手背上看到的青紫色的条状血管就是静脉。

　　我们通常所说的血压是指血液对动脉血管壁所产生的压力。一般情况下，人体血压是以上臂肱动脉处所测得的血压读数作为标准，其压力单位通常用毫米汞柱（mmHg）或千帕（kPa）（1 kPa＝7.5 mmHg）来表示。由于血液的流动是靠心脏的搏动来维持的，当心脏收缩将血液泵入动脉时，动脉所承受的压力最大，此时测得的压力称为"收缩压"，俗称"高压"；当心脏舒张时，由于动脉的弹性回缩血液仍可继续向前流动，此时动脉所承受的压力降至最低，称为"舒张压"，俗称"低压"。如果用血压计测得收缩压为 120 mmHg、舒张压为 80 mmHg，可用 120/80 mmHg 来表示。

　　正常人在安静清醒状态下，收缩压一般为 90～140 mmHg，舒张压为 60～90 mmHg。理想的血压应＜120/80 mmHg，收缩压 120～139 mmHg、舒张压 80～89 mmHg 属于正常高值。高血压是指医院或诊所测得的收缩压 ≥140 mmHg 和（或）舒张压≥90 mmHg。在未服用抗高血压药治疗的情况下，在医院或诊所、非同日 3 次测量血压，收缩压≥140 mmHg 和（或）舒张压 ≥90 mmHg，即可诊断为高血压。

002 高血压有什么危害？

高血压是一种慢性的、处于不断进展状态的心血管综合征，血压升高只是其主要的特征表现之一，长时间血压升高可引起心脏和血管的结构及功能发生改变，最终可导致心、脑、肾等靶器官功能衰竭，从而造成严重的后果，其危害主要表现在以下几个方面。

（1）心脏：当血压升高，心脏收缩时的阻力增加，如果心脏长期在高负荷状态下工作，则可出现心肌细胞肥大，心室壁增厚。随着血压升高的时间延长，最终可导致心脏扩大、心力衰竭。长期高血压还容易使动脉发生粥样硬化，增加患冠心病的风险。高血压引起的心肌肥厚、心力衰竭和冠心病均是引起猝死的高危因素，从而增加患者发生猝死的风险。

（2）肾脏：长期的高血压可导致肾小动脉硬化，严重者出现肾衰竭。后者又会加重血压升高，从而形成恶性循环，很多患者不得不进行血液透

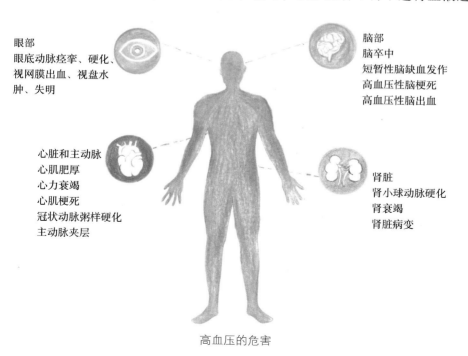

眼部
眼底动脉痉挛、硬化、视网膜出血、视盘水肿、失明

脑部
脑卒中
短暂性脑缺血发作
高血压性脑梗死
高血压性脑出血

心脏和主动脉
心肌肥厚
心力衰竭
心肌梗死
冠状动脉粥样硬化
主动脉夹层

肾脏
肾小球动脉硬化
肾衰竭
肾脏病变

高血压的危害

析或换肾治疗，给家庭和社会带来沉重的负担。

（3）脑：当血压出现急剧升高，可引起脑血管破裂而发生脑出血。长期高血压可引起脑动脉和负责大脑供血的颈动脉和椎动脉发生粥样硬化狭窄，而引起脑供血不足、脑梗死、痴呆等。脑出血或脑梗死患者可出现偏瘫、失语、吞咽困难、行走不稳等表现，甚至出现昏迷不醒、死亡等严重后果。

（4）主动脉：长期高血压可引起与心脏直接相连的主动脉发生硬化和扩张，失去弹性的主动脉在高压血流的冲击下其内膜容易被撕裂而出现破口。一旦主动脉内膜出现破口，血流可迅速经破口进入动脉壁的中层形成血肿并不断向前推进，而形成主动脉夹层，如不及时治疗，随时可能发生主动脉破裂，而危及患者的生命。

（5）眼：长期高血压还可引起眼底视网膜动脉发生病变，如眼底动脉硬化、视网膜出血、视盘水肿，患者可出现视物模糊、严重者失明。

总之，高血压的危害是全身性的，它是心血管疾病最主要的危险因素，致死、致残率高，其危害不容小觑。

003 高血压是什么原因引起的？

不少高血压患者会问："我的高血压是什么原因引起的呢？"实际上，除了少数高血压可找到明确的原因之外，大多数高血压都不是由某一个原因所致，而是由多种因素相互作用的结果。医学上根据引起高血压的原因不同将高血压分为原发性和继发性两大类。

（1）原发性高血压：又称高血压病，占高血压患者的90%以上。大量研究表明，这些人群的高血压主要与以下多种因素相关。①遗传因素：大约60%的高血压患者有原发性高血压家族史。②精神和环境因素：长期的精神紧张、焦虑、噪声或不良视觉刺激等因素也会引起高血压的发生。③年龄：随着年龄增长高血压的发病率有增高的趋势，40岁以上者发病率增加。④生活习惯因素：膳食结构不合理，如摄入钠盐过多，而水果、蔬菜等含钾高的食物摄入不足，大量饮酒，摄入过多肥肉、动物内脏等饱和脂肪酸，均可使血压升高。抽烟、平时很少运动，也与高血压发病增加相关。⑤药物的影响：长期服避孕药、激素、消炎止痛药等均可使血压升高。

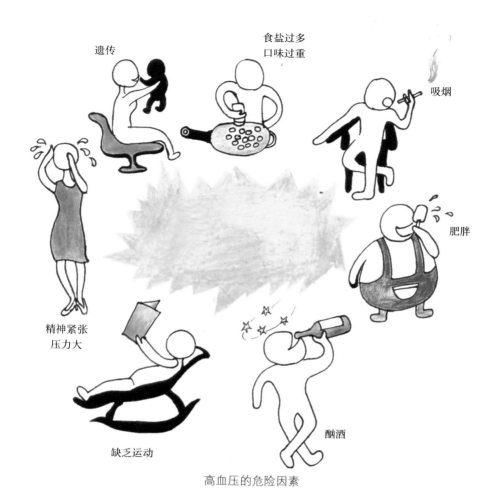

遗传

食盐过多
口味过重

吸烟

精神紧张
压力大

缺乏运动

酗酒

肥胖

高血压的危险因素

⑥其他疾病的影响：肥胖、糖尿病等易患高血压。

（2）继发性高血压：此类患者的高血压是由于某一种疾病所致，如果引起血压高的疾病能得到根治，血压也就会降下来。例如，由急性或慢性肾小球肾炎、肾病综合征和肾功能不全所致的肾性高血压，还有肾动脉狭窄、原发性醛固酮增多症、嗜铬细胞瘤、皮质醇增多症、睡眠呼吸暂停低通气综合征、主动脉缩窄、甲状腺功能亢进症等疾病引起的血压升高，均属于继发性高血压。女性在妊娠期发生的高血压也属于继发性高血压。

对于发现血压升高的患者，尤其是年纪较轻或服用多种抗高血压药血压仍难以控制的患者，应到医院进行全面检查，以排除继发性高血压。

004 | 高血压有哪些症状?

高血压的症状因人而异。有的高血压患者没有任何症状,其中很多人是在体检时意外发现血压升高或者是因其他疾病到医院检查时才发现血压升高。头痛、头晕、后颈胀、注意力不集中、记忆力减退、肢体麻木、夜尿增多、心悸、胸闷、乏力、失眠等是高血压的常见症状。当出现了上述症状时,不要大意,应测量一下血压,看是否有血压升高。

这里需要提醒大家的是,高血压患者无论有没有症状,如果不治疗,血压长期升高都会造成心、脑、肾等重要器官的损害。随着病情发展,患者可发生心力衰竭、肾功能不全、脑血管意外、主动脉夹层等并发症,而出现气促、水肿、偏瘫、失语、意识障碍、剧烈胸痛等严重症状,甚至危及患者的生命。所以说,高血压即使没有症状也不能掉以轻心,一定要在医生指导下及时地给予治疗。

005 | 诊断高血压时应注意什么?

高血压的诊断似乎很简单,测量几次血压就可以了。但是高血压并非只有血压升高,患者常常合并存在其他的心血管危险因素和疾病,因此对于高血压患者我们应该进行全面的评估,以便对其进行综合的管理,才能达到最佳的治疗效果。

首先,对于初次发现血压升高 [收缩压≥140 mmHg 和(或)舒张压≥90 mmHg] 者,我们还不能武断地作出高血压的诊断,需要在后续的几天复查血压,如果是在非同一天测得的血压有 3 次升高,则可诊断为高血压。也可通过 24 小时动态血压监测或家庭自测血压来明确高血压的诊断。对于已明确诊断为高血压的患者,我们还应注意对以下情况进行评估。

(1)根据血压升高的程度,将高血压进行分级。1 级为轻度高血压、2 级为中度高血压、3 级为重度高血压(表 1-1)。一般而言,血压越高,越容易发生心、脑、肾并发症,更要积极治疗。

表 1-1　2018 年中国高血压防治指南关于血压水平的分类和定义

分　类	收缩压（mmHg）	舒张压（mmHg）
正常血压	<120 和	<80
正常高值	120~139 和（或）	80~89
高血压	≥140 和（或）	≥90
1 级高血压（轻度）	140~159 和（或）	90~99
2 级高血压（中度）	160~179 和（或）	100~109
3 级高血压（重度）	≥180 和（或）	≥110
单纯收缩期高血压	≥140 和	<90

注：当 SBP 和 DBP 分属于不同级别时，以较高的分级为准。

（2）寻找高血压的原因，区分是原发性高血压还是继发性高血压。如明确是继发性高血压，应针对相关疾病进行治疗。

（3）了解是否合并存在其他心血管疾病的危险因素（如血脂高、糖尿病、吸烟、肥胖等），评估心、脑、肾等靶器官是否受到损害以及患者是否合并存在冠心病、脑血管病等疾病，以便对患者的心血管风险程度作出判断，指导对患者进行全面综合的管理和治疗。

006 测量血压时要注意什么？

人体的血压具有波动性，且容易受到诸多因素的影响，如情绪激动、体力活动等会引起一时性的血压升高，为保证血压测量的准确性，在量血压时应注意以下几点：

（1）在血压测量前 30 分钟之内应避免剧烈运动、进食、喝咖啡或茶、吸烟，精神要放松，小便要排空。

（2）应在安静休息至少 5 分钟后再开始测量坐位上臂血压，上臂应置于与心脏同一水平。

（3）推荐使用经过验证的上臂式医用电子血压计（水银柱血压计将逐步被淘汰）。使用标准规格的袖带（气囊长 22~26 cm、宽 12 cm），肥胖者或臂围大者（>32 cm）应使用大规格气囊袖带。

（4）如果您是第一次测量血压，应测量两上臂的血压，以血压读数较高的一侧作为以后测量血压的手臂。

（5）测量血压时，应间隔1～2分钟重复测量，一般测量2次，取2次读数的平均值。如果收缩压或舒张压的2次读数相差5 mmHg以上，应再次测量，以3次读数平均值作为测量结果。测量血压的正确方法如下图所示。

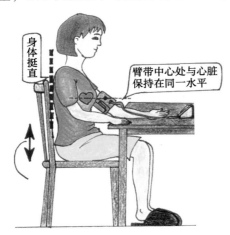

测量血压的正确姿势

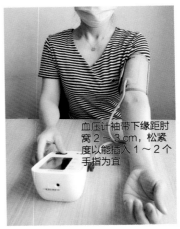

测量血压的正确方法

007 高血压治疗的目的是什么？

高血压治疗的目的不仅仅是把血压降至正常，其最终目的是最大限度地降低患者心、脑、肾及血管并发症和死亡的总危险。大量研究已经证明，高血压患者通过积极有效地降压治疗，可防止和延缓心、脑、肾等靶器官的损害，减少脑卒中（中风）、心力衰竭、冠心病、肾功能不全、主动脉夹层等并发症的发生率和死亡率。除了降压治疗之外，对于高血压患者合并存在的其他心血管危险因素（如高脂血症、肥胖、糖尿病、吸烟等）应同时进行干预，才能真正使患者心、脑、肾、血管并发症和死亡的风险降至最低。

008 高血压怎么治疗？

高血压的治疗包括非药物治疗和药物治疗。

（1）非药物治疗：高血压与不良生活方式相关，改善生活方式是预防和治疗高血压、降低心血管疾病风险的有效方法，也是高血压治疗的基本措施。通过遵循健康饮食，减少酒精摄入、减少膳食中钠盐的摄入，定期进行体力活动，不吸烟，保持良好心态，保证充足睡眠，可使部分轻度高血压患者的血压降至正常，而不需要服用抗高血压药。已经服用抗高血压药治疗的高血压患者，同时进行生活方式干预也很重要，不但有助于血压的良好控制，减少药物的使用，还能显著降低心脑血管并发症的风险。

（2）药物治疗：对于以下情况者在改善生活方式的同时还应积极给予抗高血压药治疗。①生活方式改善 3～6 个月后血压仍高者；②收缩压≥160 mmHg 或舒张压≥100 mmHg 以上者；③已出现心、脑、肾等器官损害者。

009 常用的抗高血压药有哪些？

目前抗高血压药品种繁多，常用的抗高血压药可分为以下 7 类。

（1）钙拮抗药（钙通道阻滞药，CCB）：常用的有苯磺酸氨氯地平、苯磺酸左旋氨氯地平、硝苯地平控释或缓释片、非洛地平缓释片、乐卡地平、贝尼地平、马尼地平、尼群地平等。

（2）血管紧张素转换酶抑制药（ACEI）：如卡托普利、依那普利、贝那普利、培哚普利、米达普利、福辛普利等。

（3）血管紧张素 II 受体阻滞药（ARB）：如氯沙坦、缬沙坦、厄贝沙坦、坎地沙坦、替米沙坦、奥美沙坦、阿利沙坦酯等。

（4）利尿药：包括噻嗪类利尿药如氢氯噻嗪、吲达帕胺等，保钾利尿药如阿米洛利、氨苯蝶啶、螺内酯等。

（5）β 受体阻滞药：如美托洛尔、比索洛尔、拉贝洛尔、卡维地洛、阿罗洛尔等。

（6）α 受体阻滞药：如多沙唑嗪、哌唑嗪、特拉唑嗪。

（7）固定复方制药等：如厄贝沙坦氢氯噻嗪、氯沙坦氢氯噻嗪、缬沙坦氢氯噻嗪、替米沙坦氢氯噻嗪、培哚普利吲达帕胺、培哚普利氨氯地平、氨氯地平贝那普利、缬沙坦氨氯地平、复方阿米洛利、依那普利叶酸片等，还有中西结合的传统复方制剂如复方利舍平片、复方罗布麻片、珍菊降压片等。

010 如何选择抗高血压药？

"抗高血压药那么多，究竟吃哪一种药最好呢？"这是高血压患者经常提到的问题。所谓最好的药物应该是降压效果最好而不良反应最少的药物。实际上，目前尚没有某一种抗高血压药对所有的高血压患者而言是最好的，最好的抗高血压药是因人而异的。因为每一位高血压患者的具体情况是不相同的，在选择抗高血压药时需根据患者血压升高的程度、合并存在的危险因素、靶器官损害及临床疾病的情况来决定。因此，我们建议高血压患者应在医生的指导下用药，下面一些选药原则可供参考。

（1）优先选择每天只需服用 1 次的长效抗高血压药。研究表明，长效抗高血压药的降压作用更平稳，降压疗效能维持 24 小时以上，对心、脑、肾具有更好的保护作用。此外，高血压患者容易出现清晨血压急剧升高，这种血压的"晨峰现象"与心血管风险增加相关，服用能维持 24 小时降压作用的长效抗高血压药，有助于避免清晨血压的显著升高。

（2）对于老年高血压患者，可选择 CCB 或小剂量噻嗪类利尿药作为起始治疗，血压未达目标者可加用 ACEI 或 ARB 类药物联合治疗或换用固定复方制剂。

（3）对于合并心力衰竭的患者，应首选 ACEI 或 ARB、利尿药（包括螺内酯）和 β 受体阻滞药。

（4）对于合并糖尿病的患者，首选 ACEI 或 ARB，服药后血压未达到目标水平者，需加 CCB 或小剂量噻嗪类利尿药或小剂量 β 受体阻滞药，同时要注意平稳控制血糖。

（5）对于合并脑血管疾病的患者，降压治疗常选用利尿药、CCB、ACEI 或 ARB。

（6）有蛋白尿或轻度肾功能损害的患者，首选 ACEI 或 ARB，必要时加长效 CCB 或襻利尿药。

（7）合并冠心病心绞痛者，宜选用 β 受体阻滞药或长效 CCB；心肌梗死后患者首选 β 受体阻滞药、ACEI 或加用螺内酯。

（8）对于使用了 CCB、ARB 或 ACEI、利尿药、β 受体阻滞药等多种抗高血压药联合治疗血压仍不能控制的难治性高血压，可加用螺内酯和（或）

α受体阻滞药哌唑嗪或特拉唑嗪，并建议此类患者到医院住院检查，以查明血压顽固不降的原因。

011 抗高血压药需要长期吃吗？

高血压是一种慢性病，除了少数的继发性高血压可以治愈之外，对于原发性高血压目前还没有找到一种能够将其根治的方法，因此大多数高血压患者都需要长期服用抗高血压药。有的患者在服药之后血压降下来了，担心继续服药会使血压进一步下降引起低血压。实际上这种担心是多余的，这是因为服药之后，药物经胃肠道吸收至体内之后产生的降压作用一般只能维持数小时至24小时，如不继续服药，这些药物会经过肝脏和肾脏代谢，并随粪便或尿液排出到体外，药物的降压作用也随之消失，血压又会回升至原来水平。一般在服用抗高血压药之后，10多分钟至数小时起效，2~4周内可达到最大的降压疗效，药物在体内的浓度达到稳定水平之后，继续服药血压不会进一步降低。

012 抗高血压药有副作用吗？

有不少高血压患者因担心药物的副作用而不愿意长期服抗高血压药，甚至认为长期服抗高血压药会伤肝、伤肾。实际上，有不少患者出现了肝肾功能的损害，是由于长期血压未得到良好控制或者用药不当所致。当然，各种抗高血压药都存在一定的副作用和禁忌证，合理使用很重要。下面简要介绍一下目前常用抗高血压药的副作用。

（1）钙拮抗药：少数患者可有头痛、踝部水肿、牙龈增生等不良反应。

（2）血管紧张素转换酶抑制药：咳嗽（干咳）是此类药比较常见的不良反应，偶见血管神经性水肿等不良反应。禁用于双侧肾动脉狭窄、妊娠、哺乳和高血钾患者。

（3）血管紧张素Ⅱ受体拮抗药：不良反应少，偶见血管神经性水肿等不良反应。禁用于双侧肾动脉狭窄、妊娠、哺乳和高血钾患者。

（4）噻嗪类利尿药：长期大剂量服用后，部分患者可出现血钾水平降低、血尿酸及血糖水平增高。长期服用者，要注意定期检查血钾、血糖及尿酸。有痛风病史者不宜服用。

（5）β受体阻滞药：有引起支气管痉挛、心动过缓等副作用。支气管哮喘和心动过缓的患者禁用。β受体阻滞药突然停药时有可能发生撤药综合征，表现为血压再次升高甚至超过治疗前的水平以及心动过速、心绞痛、心律失常加重等，严重者甚至引起急性心肌梗死及猝死，尤其是服用剂量较大时应避免突然停药。

（6）传统的中药复方制剂：常含有多种西药成分，长期服用时也可能产生不良反应，要注意其中所含药物的成分，不要随意使用。

需要特别说明的是，抗高血压药的副作用一般较轻微，发生率也很低。虽然药品说明书上写了许多的副作用，但发生率常<5%。也就是说，一百人服用该药后，只有5人会出现副作用。所以，只有当患者服用了抗高血压药后，才能知道副作用是否在本人身上发生。

013 如何避免抗高血压药的副作用？

"是药三分毒"不是告诉我们药物有"毒""不能"吃药，而是"不能随便"吃药。任何药物都会有副作用或不良反应，但如果能做到合理用药，密切监测，完全能够避免或减少不良反应的发生。要避免抗高血压药的副作用，在服用抗高血压药时应注意以下几点：

（1）用药做到个体化：即根据每个患者具体情况的不同来选择适合的抗高血压药。例如，有糖尿病和蛋白尿者，首选ACEI或ARB类药物；有冠心病心绞痛者，首选β受体阻滞药和CCB；心率较快者（如心率80次/min以上），首选β受体阻滞药。

（2）选择适当的药物剂量：先从小剂量开始，然后根据治疗效果酌情增加药物剂量。药物的剂量越大副作用往往也会增加，因此尽可能采用较小的有效剂量以获得最佳的疗效而使不良反应最小。

（3）选择适当的药物联合：对于中重度高血压和服用一种抗高血压药治疗后血压未能达到目标水平者，应考虑使用两种或两种以上的抗高血压药联合治疗或选用固定配方的复方制剂。目前推荐的联合治疗方案有"CCB+ACEI（或ARB）""ACEI（或ARB）+利尿药""CCB+β受体阻滞药"等，有些固定配方的复方制剂也是上述成分的组合。这些组合不但有协同降压作用，还可抵消部分药物的副作用。

（4）注意用药后的监测与随访：在开始服用抗高血压药或更换抗高血压药治疗后，应监测血压控制的情况，并定期到医院复查，服药之后出现的任何不适都应告诉医生，医生也会根据患者服药的情况做一些必要的检查，这样可及时发现药物的不良反应并酌情调整治疗方案。

014 抗高血压药在什么时间吃为好？

"抗高血压药是早上吃还是晚上吃好？""是在餐前吃还是餐后吃好呢？"这是许多高血压患者感到疑惑的问题。抗高血压药在什么时间吃确实还有一定讲究，这主要与患者血压在一天当中的变化规律和所服药物的种类有关。

人的血压在 24 小时之中是不断变化的。通常在白天活动时血压较高，尤其以早上起床之后的 3 ~ 4 小时之间是全天血压最高的时段，之后血压会慢慢下降，午休之后血压会出现第二次上升，而晚上休息时血压水平最低，

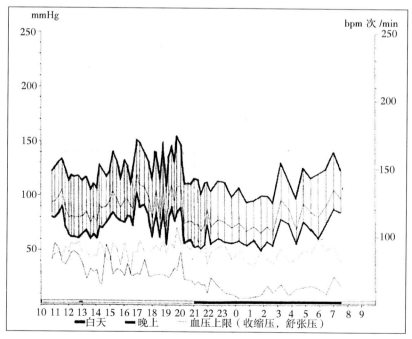

杓型血压示意图（白天血压较高，夜间血压下降）

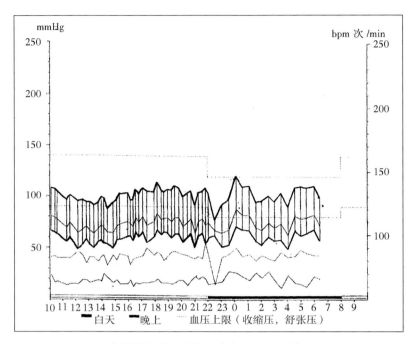

非杓型血压示意图（夜间血压不下降）

一般比白天低 10% 左右。这种全天血压变化的波形很像一个勺子的形状，医学上称为"杓型"血压。多数高血压患者的血压变化符合杓型，但有的患者在下午或夜间血压升高更为明显呈"非杓型"或"反杓型"血压变化。

另外，根据药物作用时间长短可将抗高血压药分为长效、中效和短效抗高血压药。短效抗高血压药以硝苯地平、卡托普利为代表，服用后 10 多分钟即可生效，1 ~ 2 小时达最大效应，但作用只能维持 6 ~ 7 小时，一般每天需要分 3 次服用，才能保证全天血压能够持续下降。中效抗高血压药有硝苯地平缓释片、依那普利等，口服后 1 小时左右起效，一般降压作用可以维持 12 ~ 16 小时，每天需要服用 2 次。长效抗高血压药如氨氯地平、培哚普利等，服药后 1 ~ 2 小时起效，其降压作用可以维持 24 小时或 24 小时以上，每天只需服用 1 次。因此，在服用抗高血压药之前，应仔细阅读药物说明书，了解药物的用法和用量，并根据医生的建议按时按量服用。

对于大多数高血压患者，长效抗高血压药一般建议在每天早晨起床后早餐前服用，这样可有效控制起床活动之后的血压升高。一天需多次服用的药物宜全天均衡时间服用，例如，每天需服用 3 次的短效抗高血压药，可根据自己的起居时间安排每8小时服药1次，如在每天7时、15时及23时各服用1次；而每天服用2次的中效抗高血压药，则可每12小时服药1次，如在7时和19时各服1次。建议尽量选用每天只需服用1次的长效抗高血压药，不但服用方便，不容易遗漏，而且降压作用更为平稳，有利于24小时稳定地控制血压。

对于下午或夜间及凌晨血压增高的患者，可酌情调整用药时间，将药物改在血压升高前的1~2小时服用，或在下午或睡前加用中长效药物。

015 抗高血压药是不是需要经常更换？

"抗高血压药服用了一段时间之后，是不是需要换药？"这是高血压患者经常提到的问题。其实服了抗高血压药之后，如果血压控制良好且没有不良反应，是不需要更换药物的，而应长期维持治疗，以达到血压的长期控制。当然，如果在服药治疗了一段时间后，血压控制不佳或出现了药物的不良反应，则应在医生指导下换用抗高血压药或者联合应用另一种抗高血压药以达到协同降压、减轻或抵消不良反应的目的。

另外，有不少高血压患者的血压随季节的变换会有所变化，夏季酷暑时由于血管扩张血压有所下降，而冬季严寒时血管收缩出现血压明显升高。对于此类患者可在严密监测血压的情况下适当调整抗高血压药的治疗方案。寒冷的冬季血压升高者，可适当增加抗高血压药剂量或添加另外一种抗高血压药；炎热的夏季血压明显降低者，可适当减少抗高血压药剂量或暂停联合治疗中的一种抗高血压药。

但需要注意的是在更换或调整用药方案之后，应密切监测血压的变化，直至血压持续控制在目标水平。

016 如何观察降压治疗的效果？

有不少高血压患者在服用了抗高血压药之后就以为万事大吉了。其实不然，每个人对抗高血压药的反应是不一样的，有的人吃某种药可使血压降至正常，而有的人却效果不明显。因此，在开始服抗高血压药之后，一定要定期监测血压，以观察血压是否得到了良好的控制。

要观察降压治疗的效果，一方面应定期到医院复查，另一方面家庭自测血压也很重要。建议高血压患者购买经过国际标准认证合格的上臂式自动血压计，学会自测血压。对于刚开始服药或血压未达到目标水平者，建议在每天早上起床排空小便之后和晚上睡觉之前自测血压 1 次，每次测量 2～3 遍，取平均值，并将血压数据记录下来，到医院复查时可供医生参考。对于血压已达标者，建议每周测量 1 天。此外，可根据血压是否达标来决定到医院随访的频率，血压未达标者建议每 2～4 周随访 1 次，血压已达标者可每 3 个月随访 1 次。

017 血压水平应控制在多少为宜？

对于一般的高血压患者，血压首先应降至 140/90 mmHg 以下，如果能够耐受和心血管风险较高的患者可进一步将血压降至 130/80 mmHg 以下。对于≥65 岁的老年高血压患者，首先将血压降至 150/90 mmHg 以下，如果能耐受可进一步降至 140/90 mmHg 以下。合并糖尿病或慢性肾脏病伴有蛋白尿的患者，血压应降至 130/80 mmHg 以下。

对于大多数高血压患者，建议在治疗 4～12 周后将血压逐渐降至目标水平。但对于高龄老年人、合并严重冠心病、长期严重高血压（血压>180/110 mmHg）以及舒张压较低（<60 mmHg）的患者降压不宜过快，达标时间可适当延长。

018 高血压患者除了降压之外还应注意什么？

多数高血压患者合并存在其他的心血管危险因素，例如，高脂血症、肥胖、糖尿病、吸烟、高同型半胱氨酸血症等，它们可协同增加心血管疾病的风险。因此，对于高血压患者在降压达标的同时，还应纠正不良的生活方式，对其并存的心血管危险因素进行全面综合干预，才能最大程度地降低患者心脑血管疾病的风险。此外，当高血压患者合并存在冠心病、脑血管疾病、肾脏病等疾病时，应合理选择对这些疾病有益的抗高血压药，还应积极治疗和控制这些并存的疾病。

019 **高血压患者都需要吃阿司匹林吗**？

自从 1900 年上市以来，阿司匹林已是 120 岁高龄的老药了。最早阿司匹林是用来退热和止痛的，后来发现它有抑制血小板聚集、防止血栓形成的作用。目前小剂量阿司匹林（每天服 75～100 mg）已广泛用于缺血性心脑血管疾病的预防和治疗。

高血压是心脑血管疾病的主要危险因素，它不但增加冠心病心肌梗死和脑梗死等缺血性心脑血管疾病的风险，同时也增加脑出血的风险。服用小剂量阿司匹林可大大降低缺血性心脑血管疾病的风险，但也有引起出血尤其是消化道出血的副作用。因此，在临床上并不是所有高血压患者都需要吃阿司匹林，我们应该根据患者缺血和出血的风险来决定是否服阿司匹林。一般而言，对于下列缺血性心脑血管事件风险较高的高血压患者才推荐每天服用小剂量阿司匹林。

（1）高血压伴冠心病、缺血性脑卒中、周围血管疾病等缺血性心脑血管疾病的患者。

（2）10 年缺血性心血管疾病风险＞10% 的高危患者。包括 50 岁以上的男性和 60 岁以上的女性高血压患者，同时伴吸烟、肥胖、血脂异常等其他心血管疾病危险因素之一者，或高血压伴靶器官损害、慢性肾脏病及糖尿病的患者。

需要注意的是，当患者血压未得到良好控制（仍＞160/90 mmHg）或有消化性溃疡或消化道出血病史、严重肝病、严重肾功能不全、血小板减少和有出血倾向的患者，不宜使用阿司匹林，以免引起出血。

020 **高血压患者需要吃降血脂药吗**？

流行病学调查研究表明高血压和高血脂均是心血管疾病的主要危险因素，两者同时存在时心脑血管疾病的风险会大大增加。在临床研究中已证实，在降压治疗的同时服用他汀类降血脂药能够使中高危的高血压患者获得很好的效益，与单纯降压治疗相比联合降血脂治疗能进一步减少心脑血管疾病的发病率和死亡率。虽然并不是所有高血压患者都要吃降血脂药，但对于下列动脉粥样硬化疾病风险较高的高血压患者建议服用降血脂药。

（1）高血压合并存在动脉粥样硬化性心血管疾病（如冠心病、脑梗死）的极高危人群，应立即给予降血脂药治疗。

（2）对于中危（10年心血管疾病发病危险5%~9%）或高危（10年发病危险≥10%）患者，例如高血压合并1个或1个以上心血管危险因素（如男性≥45岁、女性≥55岁、吸烟、肥胖、血脂异常）的患者，在降压的同时应给予药物降血脂治疗。

021 什么是H型高血压？H型高血压有什么危害？

前面谈到高血压可分为原发性高血压和继发性高血压两种类型，H型高血压又是什么意思呢？H型高血压是指伴有血中同型半胱氨酸水平增高（≥15 μmol/L）的原发性高血压。同型半胱氨酸（homocysteine）的英文首字母是H，H型高血压因此而得名。

同型半胱氨酸是人体蛋氨酸和半胱氨酸代谢过程中产生的重要中间产物，属于一种含硫的毒性氨基酸。正常情况下，同型半胱氨酸被分解代谢后经肾脏排出体外，血中浓度维持在较低水平。当同型半胱氨酸的代谢受阻，血中堆积过多，就会对人体产生不利的影响。有研究表明，血中同型半胱氨酸水平与心血管疾病危险性增加相关，与高血压一样，也是心血管疾病的危险因素。血中同型半胱氨酸水平每增加5 μmol/L，脑卒中风险增加59%，缺血性心脏病风险增加33%。与单纯高血压相比，高血压合并高同型半胱氨酸血症进一步增加脑卒中发生和死亡的风险。有研究数据显示，我国成年高血压患者中H型高血压约占75%。在我国高血压合并脑卒中的发病率是欧美人群的2.2倍。究其原因，我国H型高血压的比例较高可能是其重要因素之一，因此H型高血压在我国也受到了特别的关注。

不过有关H型高血压的危害仅是我国部分学者的观点，尚未获得医学界专家的普遍认同。

022 血中同型半胱氨酸水平升高的原因是什么？

同型半胱氨酸在体内由甲硫氨酸转甲基后生成。在正常情况下，同型半胱氨酸生成之后有两条去路，一是在胱硫醚缩合酶和胱硫醚酶的催化下生成半胱氨酸，这需要维生素 B_6 的参与或经巯基氧化结合生成高胱氨酸；二是在叶酸和维生素 B_{12} 的辅助作用下同型半胱氨酸再甲基化重新合成甲硫氨酸，此过程需甲硫氨酸合成酶的催化，并且必须有 N5－甲基四氢叶酸作为甲基的供体，后者是由四氢叶酸经 5,10－甲烯四氢叶酸还原酶催化而产生。当上述代谢过程出现障碍，则可引起血中同型半胱氨酸水平升高。目前认为引起血中同型半胱氨酸升高的原因主要有以下 3 个方面。

（1）遗传因素：当存在遗传基因缺陷或突变，导致同型半胱氨酸代谢必需的酶缺乏或活性降低时，血中的同型半胱氨酸分解发生障碍，可引起血中同型半胱氨酸水平增高。已知叶酸参与了同型半胱氨酸代谢，研究发现叶酸代谢过程中的一种关键酶基因变异（TT 基因型）患者血中同型半胱氨酸水平是 CT 或 CC 基因型的两倍。

（2）饮食因素：叶酸、维生素 B_6 和维生素 B_{12} 是同型半胱氨酸代谢反应中的必需因子。如果摄入不足，导致体内叶酸、维生素 B_6 或维生素 B_{12} 缺乏，可出现同型半胱氨酸代谢障碍，引起同型半胱氨酸在血中堆积。

（3）不良生活方式：过量饮酒、咖啡或浓茶，吸烟，高脂肪饮食（包括吃过量的红肉），日常摄入大量食盐，缺乏运动，精神压力过大等不良生活方式，也是导致高同型半胱氨酸血症的祸首之一。

023　H 型高血压如何治疗？

H 型高血压治疗总的原则与一般的高血压相同。2016 年中国"H 型高血压诊断与治疗专家共识"对于 H 型高血压的治疗提出了以下建议。

（1）一般性治疗：进行生活方式干预，推荐尽可能多的摄入富含叶酸的食物如动物肝脏、绿叶蔬菜、豆类、柑橘类水果、谷类等。

（2）药物治疗：在常规降压治疗的基础上可考虑联合补充叶酸。如依那普利叶酸片就是 ACEI 类抗高血压药加叶酸的复方制剂，可用于 H 型高血压的治疗。

024　什么是主动脉夹层？

谈到主动脉夹层大家一定并不陌生。有不少名人如物理学家爱因斯坦、美国排球明星海曼和我国排球运动员朱刚均是死于主动脉夹层。究竟什么是主动脉夹层？它为何如此凶险呢？

　　首先让我们了解一下主动脉。人体与心脏直接相连的大动脉主干被称为主动脉，其从上至下可分为升主动脉、主动脉弓和降主动脉。升主动脉根部发出左、右冠状动脉负责心脏的血液供应，主动脉弓发出3个分支负责头颈部、上肢和胸部的血液供应，降主动脉发出的分支则负责胃肠道、肾脏和下肢的血液供应。

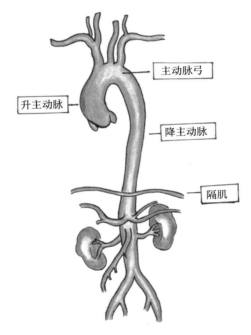

主动脉及其分支示意图

　　主动脉夹层是由于主动脉某处的内膜和中层弹力膜撕裂出现了破口，血液经破口进入到主动脉壁的中层形成血肿所致，该血肿可迅速向前延伸，将动脉壁分离成两层即所谓主动脉夹层。随着心脏的搏动，血液不断地从破口处涌入主动脉壁的中层并迅速向前推进，患者随时可能发生主动脉破裂而死亡。

　　按 Stanford 分型可将主动脉夹层分为 A、B 型两种类型。A 型夹层破口位置较高，一般在升主动脉处，离心脏较近，血肿可从上至下波及到整个主动脉，亦可仅限于升主动脉处。B 型夹层破口位置较低，多在主动脉弓发

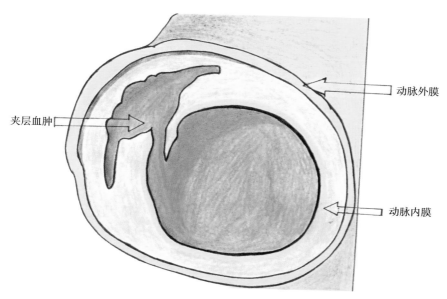

动脉外膜

夹层血肿

动脉内膜

主动脉夹层示意图

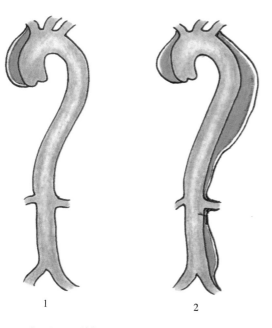

1 2 3

Stanford A 型夹层（包括 1 和 2） Stanford B 型夹层（3）

主动脉夹层分型

出分支以下处，血肿可向下延伸波及整个降主动脉。A型夹层血肿易向上延伸至主动脉根部，使主动脉根部扩张，可造成主动脉瓣关闭不全，如累及冠状动脉可引起急性心肌梗死，严重者可出现急性左心力衰竭而危及生命。血肿向下延伸则可波及主动脉弓的3个分支，如影响脑供血，患者可出现意识障碍。血肿延伸至降主动脉，则可影响患者的肠道、肾脏和下肢的供血，甚至出现肠坏死、急性肾衰竭、下肢缺血坏死等并发症。

多数主动脉夹层患者在发病时突然出现胸背部或腹部剧烈的撕裂样疼痛，有的患者可出现晕厥、呼吸困难、便血等症状。如果未得到及时救治，发病后48小时内死亡率高达50%。未经诊治的升主动脉夹层患者中，70%在1周内可能死亡，90%于2周后可能死亡。一旦确诊为主动脉夹层，患者及家属应积极配合治疗，以挽救患者的生命。

025 主动脉夹层是什么原因引起的？

主动脉夹层是什么原因所致的呢？临床上观察到其发生主要与以下因素相关：

（1）高血压：高血压是主动脉夹层最常见的原因，特别是在血压显著升高而未得到良好控制或未治疗的患者中多发。

（2）遗传性疾病：包括马方综合征、埃勒斯-当洛斯综合征、家族性胸主动脉瘤和夹层等。多见于中青年人，这些患者常有血管壁中层发育不良或内在缺陷，而容易发生主动脉夹层。

（3）妊娠：妊娠是一个特殊的易发因素。在40岁以前患主动脉夹层的女性中，50%发生于妊娠期。典型的是发生在妊娠6个月之后，偶尔也可发生在产后早期。由于在妊娠后期，血容量、心排血量及血压均出现明显升高，主动脉夹层的危险性因此也加大。

（4）感染性疾病：如主动脉炎、梅毒性主动脉炎，还有一些自身免疫性疾病引起的主动脉炎，可破坏主动脉壁中层，削弱主动脉壁，导致主动脉扩张和管壁压力增高，而易引起主动脉夹层。

（5）其他：先天性血管畸形如双叶主动脉瓣（正常为三叶）、主动脉缩窄，动脉粥样硬化，行动脉导管检查、主动脉内球囊泵、冠状动脉旁路术及瓣膜置换等医源性创伤，外伤或滥用可卡因等，也与主动脉夹层的发生有关。

026 高血压为什么容易引起主动脉夹层？

据统计，80%～90% 的主动脉夹层患者合并有高血压，且发病时一般已有多年的高血压病史。高血压为什么容易引起主动脉夹层呢？实际上，人体的血管如同水管，只能承受一定的压力，如果管道内的压力持续过高，管道薄弱处就会出现裂隙甚至发生管道爆裂。当高血压长期不治疗或没有得到良好的控制，血管长期处于高压状态，时间久了就会造成动脉内膜损伤和动脉中层弹力纤维断裂，出现动脉硬化，使动脉的柔性或弹性丧失。在高压血流的冲击下，动脉内膜易出现破口，且动脉中层易被撕裂出血而形成夹层，严重者可因血管破裂而死亡。

027 主动脉夹层如何治疗？

主动脉夹层急性期的死亡率很高，48 小时内死亡率高达 50% 以上，故早期诊断和治疗非常重要。其治疗的措施包括药物、介入和外科手术治疗，具体治疗方案的选择应视患者的具体病情来决定。

（1）药物治疗：目的是降低心脏收缩力，减慢心肌收缩速度，降低动脉内的压力，防止夹层范围扩大，同时减轻患者的疼痛。在急性期往往需同时静脉和口服抗高血压药，尽可能使患者的血压和心率控制在较低水平，如使收缩压达 100～120 mmHg，心率控制在 55～70 次/min。常用的药物包括 β 受体阻滞药、血管紧张素转换酶抑制药、钙拮抗药和硝普钠等。有剧烈胸痛者可给予吗啡镇痛。

（2）介入治疗：主要适用于急性 B 型主动脉夹层。介入治疗是通过采用微创手术方法经导管将带膜的支架植入主动脉内膜破口处，闭塞撕裂的入口，促进血栓形成和管壁的愈合，防止夹层扩展和血管破裂；支架同时可支撑和扩张受压的血管，减低主动脉夹层处的压力，增加远端血流。

（3）外科治疗：主要适用于急性 A 型主动脉夹层。A 型主动脉夹层手术是心脏外科很大的手术，手术时间长、难度大、风险高，涉及升主动脉置换、冠状动脉旁路移植术，以及麻醉、体外循环、重症监护等技术的支持，在国内只有部分大医院才能实施。

通过上述治疗，可挽救许多患者的生命，但由于此病起病急、病情凶险，即使及时到医院救治仍有较高的死亡率。

〔罗小岚　刘颖望　李向平〕

第二章　高脂血症

028 什么是高脂血症？怎么看血脂化验结果？

随着社会经济发展和人们生活方式改变，"血脂"逐渐走入人们的视野，因为它与您的健康密切相关。在做体检时，血脂也常常作为必检的项目之一。那么什么是血脂呢？血脂化验的结果怎么看呢？

所谓血脂是指血液中所含脂肪类物质的总称，主要包括胆固醇、甘油三酯、磷脂、类固醇等。高脂血症主要是指血液中的胆固醇和（或）甘油三酯增高了。

很多读者了解自己是否患有高脂血症，是从一张小小的血脂化验单开始的。事实上，血脂化验单也是医生判断患者是否存在高脂血症的主要依据。如果大家细心的话，可以发现，血脂化验单上常常罗列有"甘油三酯（TG）、总胆固醇（TC）、低密度脂蛋白胆固醇（LDL-C）和高密度脂蛋白胆固醇（HDL-C）"等指标。大家在拿到自己的化验单后，一定会很疑惑，这么多指标到底哪一项是血脂呢？其实，这些项目都是血脂的检测指标，而且这4项是最基本的检测项目。有的医院还开展了载脂蛋白A、载脂蛋白B、脂蛋白（a）等血脂项目的检测，但是临床上应用最广的还是前面基本4项，下面简单介绍一下这4项指标检测的意义。

由于胆固醇和甘油三酯等脂类物质跟油一样是不能溶于水的，它们都是与不同的蛋白质结合后形成了溶于水的"脂蛋白"而存在于血液中的。血液中的这些脂蛋白颗粒大小和密度并不一致，其所含的蛋白种类和数目以及胆固醇和TG的多寡均不相同，它们的生理功能也存在差异。

通过高速离心的方法，可将脂蛋白分离成为以下几类：乳糜微粒（CM）、极低密度脂蛋白（VLDL）、中间密度脂蛋白（IDL）、低密度脂蛋白（LDL）和高密度脂蛋白（HDL）。其中LDL和HDL与动脉粥样硬化之间的关系较为密切，因此是临床医生比较关注的指标。但直接检测血中LDL和

HDL 水平的方法复杂、耗时长、费用高，临床上很少采用，而测定 LDL-C（即 LDL 中所含的胆固醇）和 HDL-C（即 HDL 中所含的胆固醇）的方法简单，所以临床上用 LDL-C 和 HDL-C 水平来反映 LDL 和 HDL 水平。

LDL 是一类体积较小、密度居中、胆固醇含量最高，并含有少量 TG 的脂蛋白。大量研究发现，LDL 容易穿过血管内膜，其所携带的胆固醇沉积在血管内膜下是导致动脉粥样硬化的重要原因。因此，LDL 中所含的胆固醇被视为"坏胆固醇"。血中 LDL-C 水平越高，心血管疾病风险越大。

HDL 是颗粒最小、密度最高的脂蛋白，其所含的胆固醇常常被视为"好胆固醇"。其原因在于，HDL 与 LDL 的作用相反，可将沉积在血管壁中的胆固醇转运至肝脏，然后经胆汁排除到体外，从而发挥抗动脉粥样硬化效应，降低心血管疾病的风险。大量流行病学的研究发现，HDL-C 水平越高，冠心病发病的风险越低。

而血脂指标中的 TC 和 TG 分别指的是血中所有脂蛋白中所含的胆固醇和甘油三酯的总浓度。所谓高脂血症就是指血液中 TC 和（或）TG 水平增加，二者可以单独升高，也可以同时升高。因为 LDL 中胆固醇的含量最高，TC 增高者，一般 LDL-C 都会比较高。为进一步了解是坏胆固醇高了，还是好胆固醇较多，则需要测定 LDL-C 和 HDL-C 水平。总之，TC、TG、LDL-C 水平升高和 HDL-C 水平降低均属于血脂异常，可统称为高脂血症。

029 为什么说高脂血症是隐形杀手？

高脂血症对人体的危害是隐匿性、渐进性和全身性的，可悄然无息地侵害生命，称其是人类健康的"隐形杀手"一点也不为过。

高脂血症对人体最主要的危害是引起动脉粥样硬化。这是由于血中过高的脂质容易沉积在动脉壁上，日积月累就会堆积成大小不等的粥样斑块，使血管腔变窄甚至完全闭塞，从而造成相应的器官缺血缺氧，引起动脉粥样硬化性心血管疾病，如冠心病、脑梗死等。此外，高脂血症还可诱发急性胰腺炎、胆结石、老年痴呆症、眼底出血、失明、关节炎等。

因此，当体检发现血脂升高时，应引起高度重视，不要以为没有不适症状就没有关系，应早期采取防治措施，别让其成为健康绊脚石。

030 高脂血症是什么原因引起的？

引起高脂血症的原因有很多，如遗传因素、不良生活习惯、长期服用某些药物或患有某种影响血脂代谢的疾病等。根据病因的不同可将高脂血症大致分为继发性高脂血症和原发性高脂血症两类。

（1）继发性高脂血症：是指由全身性疾病或其他因素所致的血脂异常。例如，糖尿病、甲状腺功能减退症、肝肾疾病、肾上腺皮质功能亢进、骨髓瘤、系统性红斑狼疮等疾病，它们可影响全身代谢，常引起血脂代谢异常，而出现高脂血症。此外，长期服用一些药物如噻嗪类利尿药、激素类药物、β受体阻滞药等也可能引起继发性高脂血症。当您检查发现血脂升高时，应注意排除上述原因。

（2）原发性高脂血症：此类高脂血症多数与遗传因子异常有关。一般而言，在排除了继发性高脂血症之后，应考虑为原发性高脂血症。尽管遗传

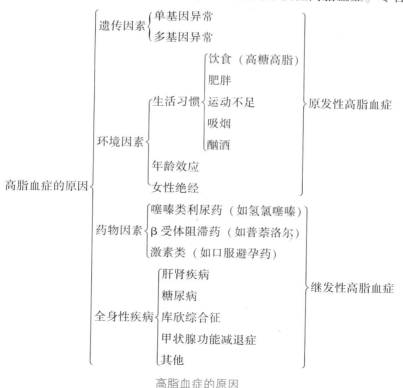

高脂血症的原因

基因缺陷在此类血脂异常中扮演着重要角色，然而，环境因素在其中同样发挥着不可忽视的作用。实际上，除严重的基因变异所致的家族性高胆固醇血症、家族性高甘油三酯血症之外，大多数原发性高脂血症的发病是遗传因素与环境因素相互作用的结果。环境因素包括不良的饮食习惯、运动不足、肥胖、吸烟、酗酒等。临床上高脂血症患者常常同时伴随有肥胖、高血压、糖尿病等疾病，医学上将这种情况称为代谢综合征，这可能因为血脂异常与这些疾病有共同的遗传或环境背景。

031 高脂血症有哪些症状？

大多数高脂血症患者在早期没有任何症状，多是通过"验血"而发现的。但除了血液的检查，部分高脂血症还是"有迹可循"的。一般而言，高脂血症的主要症状表现如下。

（1）黄色瘤：黄色瘤主要是由于胆固醇在皮肤内沉积所致，表现为局部皮肤异常隆起，其颜色可为黄色、橘黄色或棕红色，多呈结节、斑块或丘疹形状，质地一般柔软。根据黄色瘤的形态、发生部位，分为肌腱黄色瘤、掌纹黄色瘤、结节疹性黄色瘤、疹性黄色瘤和扁平黄色瘤等6种，其中最为常见的是眼睑周围扁平黄色瘤。除眼睑周围扁平黄色瘤之外，其他部位的黄色瘤多见于家族性的血脂异常，往往伴有严重的高脂血症。

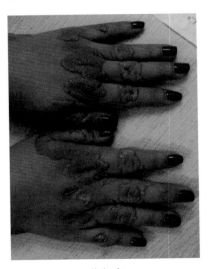

黄色瘤

（2）早发冠心病或动脉粥样硬化性疾病：动脉粥样硬化性心血管疾病多见于老年人，如果男性<55岁或女性<65岁就患冠心病或心肌梗死，高脂血症有可能是其原因之一。

（3）反复发作急性胰腺炎：这有可能是严重高甘油三酯血症的表现。因血中甘油三酯水平显著升高时，血液中往往存在大量的乳糜微粒（类似水中的"油珠子"），它们可栓塞胰腺的毛细血管，导致微循环障碍，继而引发急性胰腺炎。

032 高脂血症如何诊断？

高脂血症一般需通过"验血"才能作出诊断，当然通过病史询问和身体检查有些情况可为诊断提供线索。

（1）首先应详细询问病史，包括个人饮食、生活习惯，家族史，注意有无引起继发性血脂异常的相关疾病（如糖尿病、肾脏疾病、甲状腺疾病等）和长期服药情况等。

（2）对于肥胖、原发性高血压、皮肤有黄色瘤、早发冠心病或动脉粥样硬化疾病、急性胰腺炎患者，应注意有无血脂异常。

（3）"验血"是明确高脂血症诊断的可靠方法。根据血脂测定结果，总胆固醇>6.2 mmol/L（240 mg/dL）和（或）甘油三酯>2.3 mmol/L（200 mg/dL）即可诊断为高脂血症。为避免实验误差或饮食的影响，抽血前应空腹12～14小时（即在抽血前一天晚餐后不再进食，次日早上抽血）。如果是第一次发现血脂增高，最好间隔至少1周以上再复查1次，复查结果血脂仍高则可确诊。血脂测定项目至少应包括以下4项：总胆固醇（TC）、甘油三酯（TG）、低密度脂蛋白胆固醇（LDL-C）和高密度脂蛋白胆固醇（HDL-C）水平。

中国成人血脂异常防治指南（2016年修订版）提出的我国人群血脂的合适水平和异常分层标准参见表2-1。需要指出的是，表2-1中的分层标准对已患有动脉粥样硬化性心血管疾病的人群并不适用，仅适用于动脉粥样硬化性心血管疾病一级预防人群（即还没有患该病的人群或患病风险较低的人群）。

表 2 - 1 中国动脉粥样硬化性心血管疾病一级预防人群
血脂合适水平和异常分层标准 mmol/L

分 层	TC	LDL-C	HDL-C	TG
理想水平		<2.6(130)		
适合范围	<5.2(200)	<3.4(130)		<1.7(150)
边缘升高	5.2~6.2(200~239)	3.4~4.1(130~159)		1.7~2.3(150~199)
升高	≥6.2(240)	≥4.1(160)		≥2.3(200)
降低			<1.0(40)	

033 哪些人需要查血脂？

对于高脂血症，如果能做到"早发现、早诊断、早治疗"，可大大降低心血管疾病的发病率和死亡率。但由于高脂血症早期无症状而不易被发现，故每个人都应秉着对自己健康负责的态度，了解自己的血脂情况。

哪些人需要查血脂呢？中国成人血脂异常防治指南对血脂检测的对象和频度提出了以下建议可供大家参考：20岁以上的成年人至少每5年检测一次空腹血脂；40岁以上男性和绝经期后女性应每年例行检查；缺血性心脑血管病及高危人群应每3~6个月检测一次血脂；急性心肌梗死和不稳定型心绞痛患者应在入院时或24小时内检测血脂。

血脂检查的重点对象包括：①已有冠心病、脑血管疾病或周围动脉粥样硬化病者；②有高血压、糖尿病、肥胖、吸烟者；③有冠心病或动脉粥样硬化疾病家族史者，尤其是直系亲属中有早发冠心病或其他动脉粥样硬化性疾病者；④有皮肤黄色瘤者；⑤有家族性高脂血症者。如果属于上述几类人中的一种，务请重视自己的健康，定期进行血脂检查。

034 高脂血症如何治疗？

高脂血症的治疗措施主要是改善生活方式和药物治疗，少数情况下可考虑行血液净化治疗。

（1）改善生活方式：应做到合理饮食、控制体重、规律运动、戒烟限酒，保持良好心态、保证充足睡眠等。

（2）药物治疗：是高脂血症的主要疗法。

（3）其他治疗措施：如外科手术、血液净化和基因治疗。其中外科手术主要包括部分回肠切除术、门-腔静脉分流、肝脏移植术等，前两种手术可减少脂类物质的吸收，后一种手术是减少肝脏脂质的合成。但随着降血脂药的问世和发展，这些手术方法已很少采用。血液净化治疗是通过清除血液中的脂质达到降低血脂的作用，但其降脂效果并非一劳永逸，1～2周血脂又会升到原来水平，需长期定期进行，且费用昂贵，故该法仅用于一些特殊情况，如对药物和饮食治疗无效的家族性高胆固醇血症患者。基因疗法为血脂异常的治疗带来曙光，但仍处于研究阶段。

总体来讲，药物治疗仍是目前高脂血症最主要的治疗方式，但养成科学合理的生活习惯却是治疗高脂血症的基本措施，同时也是最经济、最安全的治疗方法，需长期坚持。

035 降血脂治疗的益处是什么？

高脂血症是危害人类健康的隐形杀手，早发现、早治疗可以得到以下几方面的益处。

（1）减少动脉粥样硬化性心脑血管疾病的发病率、复发率、致残率和死亡率：大量临床研究已证明，通过降血脂治疗使血液中 LDL-C 每降低 1 mmol/L，心脑血管疾病的风险可降低 20%。降血脂治疗是心脑血管疾病防治中的重要有效措施之一。

（2）延缓或逆转动脉粥样硬化病变进展，稳定斑块：在冠心病患者中，通过进行冠状动脉内超声检查已证实，服用他汀类药物降血脂治疗后，在显著降低血浆中胆固醇水平的同时，可以延缓或阻止、甚至逆转冠状动脉内粥样硬化病变的进展。动脉内不稳定的粥样斑块发生破裂是造成局部血栓形成、引起急性心肌梗死或其他急性血栓事件的主要原因，而给予积极降血脂治疗还可达到稳定斑块，减少急性血栓事件风险的目的。

（3）减少周围血管疾病发生：高脂血症除可导致心脑血管疾病外，还可引起周围血管病变（如肾动脉狭窄、颈动脉狭窄、下肢动脉狭窄或间歇性跛行等）的发生，通过降血脂治疗可延缓动脉粥样硬化的发生与发展，从而减少上述疾病的发生。

（4）防止胰腺炎、消退黄色瘤：严重高甘油三酯血症患者容易反复发生急性胰腺炎，积极进行降血脂治疗则可防止胰腺炎的发作或复发。另外，对一部分有黄色瘤的高脂血症患者来说，经有效的降血脂治疗，多数黄色瘤可逐渐缩小甚至消退。

036 常用的降血脂药有哪些？

目前临床上常用的降血脂药有如下几类：

（1）他汀类：血中的胆固醇大部分来自肝脏的合成，该类药物主要通过抑制肝脏中的胆固醇合成限速酶，使胆固醇合成减少，主要降低血中的 LDL-C 水平，降低 LDL-C 可达 25%～55%，同时可降低 TG 7%～30%，升高 HDL-C 5%～15%。他汀类药物是目前临床上应用最广泛的降血脂药，用于防治动脉粥样硬化性心血管疾病的疗效和安全性良好，目前是防治此类疾病的基础药物。临床上常用的有阿托伐他汀、瑞舒伐他汀、辛伐他汀、普伐他汀、氟伐他汀、匹伐他汀、洛伐他汀等。

（2）贝特类：贝特类药物可促进 TG 的水解，并减少肝脏 TG 的合成和加速 LDL-C 的清除，主要降低 TG 水平，并有升高 HDL-C 的作用，可降低 TG 20%～50%，降低 LDL-C 5%～20%，升高 HDL-C 10%～20%。此类药物主要用于高 TG 血症或以 TG 升高为主的混合型高脂血症或低 HDL-C 血症的治疗。临床上常用的有非诺贝特和苯扎贝特。

（3）烟酸及其衍生物：烟酸属水溶性 B 族维生素，大剂量使用时具有降低 TG 和升高 HDL-C 的作用，同时也可降低 LDL-C 水平。该类药物可降低 TG 20%～50%，降低 LDL-C 5%～25%，升高 HDL-C 15%～35%。同贝特类药物一样，该药主要用于高 TG 血症或以 TG 升高为主的混合型高脂血症和低 HDL-C 血症患者。常用制剂有烟酸缓释剂和阿昔莫司。

（4）胆酸螯合剂（树脂类）：该类药物属碱性阴离子交换树脂，可通过抑制肠道胆汁酸中的胆固醇重吸收，促进胆固醇从粪便排出，降低血中的 TC 和 LDL-C 水平。此类药物有考来烯胺、考来替泊和考来维仑，可用于治疗 TG 水平不高的原发性高胆固醇血症，与他汀联用可增强降血脂疗效。

（5）胆固醇吸收抑制剂：如依折麦布，该药主要通过抑制小肠胆固醇吸收，而显著降低血 TC 和 LDL-C 水平。依折麦布的安全性和耐受性良好，与他汀合用可增强降血脂疗效，尤其适用于对他汀类不能耐受和效果欠佳的患者。

（6）前蛋白转化酶枯草溶菌素 K9 型（PCSK9）抑制剂：可阻止 LDL 受体的降解，促进 LDL 的清除，从而显著降低血中 LDL-C 水平。国外已批准依洛尤单抗与阿利尤单抗两种注射型上市。2018 年 8 月依洛尤单抗注射液（商品名瑞百安）已获批在中国上市，主要用于治疗成人或 12 岁以上青少年纯合子型家族性高胆固醇血症和成人动脉粥样硬化性心血管疾病，以降低心肌梗死、脑卒中和冠状动脉放支架或搭桥的风险。

（7）其他：包括普罗布考、高纯度鱼油和中药血脂康、脂必泰胶囊等。普罗布考可降低 LDL-C 和 HDL-C，并有显著的抗氧化和抗动脉粥样硬化作用，主要适用于高胆固醇血症，尤其是家族性高胆固醇血症及黄色瘤患者，其有减轻皮肤黄色瘤的作用。高纯度鱼油属于处方级的鱼油制剂，与市面上的鱼油保健品不同，其主要成分 n-3 脂肪酸即 ω-3 脂肪酸的占比高达 90% 以上，具有降低 TG 和轻度升高 HDL-C 作用，主要适用于高 TG 血症或以高 TG 血症为主的混合型高脂血症。

血脂康胶囊系通过现代 GMP 标准工艺，由特制红曲加入稻米生物发酵精制而成，主要成份为 13 种天然复合他汀，包括洛伐他汀及其同类物。中国冠心病二级预防研究及其他临床研究均证实，血脂康胶囊能够降低胆固醇，并显著降低冠心病患者总死亡率、冠心病死亡率以及心血管事件发生率，且不良反应少。脂必泰胶囊是一种红曲与中药（山渣、泽泻、白术）的复合制剂，具有轻中度降低胆固醇作用。

037 如何选择降血脂药？

降血脂药种类繁多，该如何选择呢？总的说来，降血脂药的选择须依据患者心血管疾病状况、血脂异常的分型、血脂水平、药物调脂作用机制、药物安全性和患者依从性等多方面综合考虑。

（1）对于以 TC 和 LDL-C 水平升高为主的高胆固醇血症患者，首选他汀类降血脂药。大量证据表明，他汀不但能有效降低 TC 和 LDL-C 水平，而且能显著降低冠心病的发病率和死亡率。如果单用他汀不能使血脂达标，应考虑与其他降血脂药联合治疗。对严重的高胆固醇血症患者，可考虑他汀类加依折麦布，必要时还可联合 PCSK9 抑制剂、普罗布考或胆酸螯合剂等。

（2）对于以 TG 水平升高为主的高 TG 血症患者，药物的选择应根据 TG 升高的原因和严重程度来决定。对于临界或轻中度的高 TG 血症患者，如果没有心血管疾病或心血管疾病风险不高，建议先进行生活方式干预，包括调控饮食、减轻体重、减少饮酒、戒烈性酒等，并且要长期坚持。而对于已患有冠心病或存在患病风险的患者，降血脂治疗的主要目的是减少心脑血管疾病风险，故在生活方式干预的同时应首选他汀类降血脂治疗。若他汀治疗后，LDL-C 已达标，但 TG 仍高，可考虑在他汀基础上加用贝特类或高纯度鱼油制剂。对于严重的高 TG 血症即空腹 TG ≥ 5.7 mmol/L（500 mg/dL）患者，应首先考虑使用主要降低 TG 的药物（如贝特类、高纯度鱼油制剂或烟酸），目的是预防急性胰腺炎。

（3）对于 TC、LDL-C 和 TG 均增高的混合型高脂血症患者，可考虑联合用药。一般以他汀类为基础，联合另外一种降 TG 为主的药物，旨在进一步降低心血管风险。如他汀类与贝特类联合用药，尤其适用于糖尿病和代谢综合征伴有的混合性高脂血症的患者，但该疗法可能增加肝脏和肌肉的不良反应，使用时应注意监测肝功能和肌酶指标。另外，他汀类联合鱼油制剂也是治疗混合型高脂血症有效而安全的选择。

总之，应用降血脂药的基本原则是尽可能用较少的药物、较小的剂量，争取达到最好的效果、最小的副作用。患者应在专业医生的指导下合理用药，千万不要盲目用药。

038 降血脂药有什么副作用？

尽管临床上常用的降血脂药都是经过严格的临床观察研究之后才上市的，使用起来一般比较安全，副作用相对较轻，但是仍有少数患者在服药期间可能出现严重的副作用，以下简要介绍临床上常用几种降血脂药的副作用。

（1）他汀类：大多数人对他汀耐受性良好，副作用一般轻而且短暂，可能出现头痛、失眠、消化不良、腹痛、腹胀及恶心等症状。少数人可出现肝酶升高，且与他汀使用的剂量相关，即剂量越大，肝毒性就越大。胆汁淤积症和活动性肝病是他汀类的禁忌证，但长期使用他汀引起严重肝功能损害的报道很少。他汀最严重的不良反应为肌肉毒性，主要表现为肌肉不适、肌痛、肌无力等，严重者可致急性肾衰竭，甚至危及患者生命。尽管严重肌毒性者发生率极低，但在用药期间出现上述肌肉相关症状时，应及时到医院就诊，以避免产生严重后果。另外，长期服用他汀类药物治疗可能会增加新发糖尿病风险。

（2）贝特类：此类药物的主要副作用是消化道反应、肝肾功能损伤及胆石症等，也可能引起肌病。贝特类与他汀类联合使用时有可能增加肝脏损害和肌病的发生，合用时需谨慎。

（3）烟酸类：常见副作用有颜面潮红，皮肤红斑、瘙痒，高血糖，高尿酸（或痛风）、上消化道不适等。该类药物禁用于慢性肝病和严重痛风、溃疡病患者。

（4）胆酸螯合剂（树脂类）：该类药物主要副作用为影响某些药物吸收（如叶酸、脂溶性维生素、地高辛、抗生素、他汀类等）及消化道症状如恶心、呕吐、便秘、腹泻等。建议服用该药期间补充适当维生素，同时服用其他药物时应间隔 1~4 小时。

（5）胆固醇吸收抑制剂：此类药物依折麦布的耐受性和安全性良好。常见的不良反应为头痛和恶心，极少数可出现肝损和肌病。

（6）PCSK9 抑制剂：为皮下注射制剂，不良反应少，可出现上呼吸道感染、流行性感冒、胃肠炎、鼻咽炎、皮疹、荨麻疹等。

（7）其他降血脂药：普罗布考主要副作用包括消化道反应、嗜酸性细胞增多、高血尿酸等，其最严重的不良反应为 QT 间期延长，可能引发室性心律失常，但非常罕见，因此有室性心律失常或 QT 间期延长者禁用。鱼油制剂的副作用并不常见，少数患者可出现恶心、呕吐、腹泻、便秘等消化道症状，偶有肝损、肌病或出血倾向发生。中药血脂康常见的不良反应为胃肠不适，因其成分含洛伐他汀，偶也可能引起肝酶和肌酶可逆性的升高。

总之，目前市面上常用的降血脂药使用起来一般还是比较安全的，副作用并不多见，且较轻，故血脂异常患者不必因为过分恐惧或害怕副作用而拒绝用药。服药期间，应注意定期随访，出现不适症状应及时就医，医生会酌情对治疗方案进行调整，以减少和避免药物的副作用。

039 哪些人服他汀类降血脂药需谨慎？

临床上观察到以下几种人群在服用他汀类药物时较易产生副作用，用药时应额外小心。

（1）高龄，特别是女性。

（2）体型瘦小者。

（3）同时患有多种疾病（特别是肝或肾功能不全）的患者。

（4）合并应用多种药物的患者。

（5）感染、创伤、围手术期或剧烈运动之后的患者。

（6）患有甲状腺功能减退症、既往发生过肌病或大量酗酒者。

故对于"老的、小的、瘦的、女的、多病的"的人用药需严格掌握适应证，初始应从小剂量开始，治疗期间应加强监测。

040 降血脂药需要长期吃吗？

"医生，我的血脂已经正常了，降血脂药是不是可以停用了？"这是许多患者共同关心的问题。对于此类问题，我可以用临床上碰到的两例病例来回答。

例一：一位冠心病急性心肌梗死行支架植入术后患者，出院1个月复查血脂结果在正常参考值范围，自行停用降血脂药。半年后再次以胸痛入院，行冠状动脉造影，支架处血管通畅，但可见另一处血管狭窄加重。

例二：一位高脂血症患者，服用降血脂药一段时间后血脂降至正常范围，遂自行停用降血脂药。数月后门诊复诊，血脂又回到治疗前水平。

由以上病例可知，降血脂药一般是需要长期规律服用的。事实上，大多数高脂血症是一种慢性疾病，短时间内不治疗不会出现大的问题，但时间长了，则会使动脉血管发生粥样硬化，最终引发心脑血管疾病。当然，对于高脂血症患者我们首先应强调生活方式的改善，包括低脂饮食、多运动、减肥等。有不少患者尤其是肥胖者通过改善生活方式可使血脂降至正常，而不需要长期服用降血脂药。但对于以胆固醇水平增高为主的高脂血症患者，如果已有冠心病或患此类疾病风险较高者（如合并糖尿病、高血压、吸烟等），强调在生活方式干预的同时应长期服用降血脂药治疗。而目前大多数降血脂药的作用持续时间不是很长，一般在规律服药 4 ~ 6 周后，血脂会降至一相对稳定的水平，继续服药血脂并不会越来越低。一旦停药后，药物作用会逐渐消失，血脂在 2 ~ 4 周内又会回升至原来水平。大量的研究证明，长期有效的降血脂治疗可使冠心病和动脉粥样硬化高风险患者获益，并且降血脂治疗时间越长，患者获益越大。当然，降血脂药的剂量可以根据血脂情况以及心血管病风险程度，由医生作出适当的调整，千万不能自行随意减量或停药。

041 长期服降血脂药应注意什么？

虽然长期服降血脂药在多数情况下是安全的，但在服药过程中应注意以下几点：

（1）改善生活方式：良好的生活方式包括坚持健康饮食、规律运动、远离烟草和保持理想体重。生活方式改善是降血脂治疗的基本措施，可使胆固醇下降 4% ~ 13%，同时可改善血管内皮功能、改善心脏及身体功能。即使开始药物治疗后仍应继续进行饮食控制和积极运动，切记不可因为有了药物治疗就放松生活方式的干预。

（2）坚持长期规律服药：长期规律服药以使血脂尤其是 LDL-C 长期维持在目标水平以下，才能使患者长期受益。需要注意的是 LDL-C 的目标水平不是血脂化验单上的参考值，而是根据患者心血管疾病的危险程度来决定的，极高危患者 LDL-C 水平至少应维持在 1.8 mmol/L 甚至 1.4 mmol/L 以下。

（3）注意监测血脂及药物不良反应：初次服用降血脂药者，应在用药 6 ~ 8 周复查血脂、转氨酶和肌酸激酶，以了解血脂是否达到目标值，有无肝脏和肌肉不良反应。如血脂已达到目标值，且无药物不良反应，逐步改为每 6 ~ 12 个月复查 1 次。如治疗 3 ~ 6 个月后，血脂仍未达到目标值，应在医生指导下调整降血脂药的剂量或种类，或联合应用不同种类的降血脂药进行治疗。若在治疗过程中出现肌肉酸痛、乏力、尿呈酱油色、食欲下降、恶心、呕吐等症状，应及时就医。

（4）注意用药时间及药物之间相互作用：由于胆固醇在晚上合成更多，

一般在睡前服用他汀类药的效果会更好。如果需要同时服用他汀类和贝特类降血脂药，推荐贝特类在早上服，他汀类在晚上服，以减少两药物之间的相互作用，减少不良反应的发生。在服用降血脂药期间大量饮酒与饮用大量西柚汁会增加血液中药物的浓度，有增加药物不良反应的风险，故应注意避免。同时服用胺碘酮、维拉帕米、地尔硫䓬、部分抗真菌药、克拉霉素等大环内酯类抗生素以及环孢素、他克莫司等药物时可影响他汀类药物的代谢，增加他汀的血药浓度，并因此增加他汀的不良反应，与这些药物合用时需谨慎。

（5）勿擅自用中草药代替降血脂药：市面上有一些中草药都标明有降血脂作用，但它们的作用机制和疗效并不明确，因此不建议擅自用中草药代替降血脂药，以免耽误病情。

042 为什么有的人血脂正常也要吃降血脂药？

"我的血脂不高，为什么医生给我开降血脂药呢？"这是很多病友提出的疑问。在临床上确实有的人虽然血脂不高仍然需要吃降血脂药，这些人主要包括已经患有冠心病的人群（如冠心病患者、已放了支架或搭了桥的患者、颈动脉或下肢动脉粥样硬化狭窄患者）和易患心血管疾病的高危人群（如高血压合并糖尿病患者等）。大量研究已证实，在这些人群中即使他们的血脂水平在正常范围，给予积极降血脂治疗也能够显著降低心脑血管疾病的发病率和死亡率，而且很安全，不良反应少。

如前所述，高脂血症的主要危害是引起动脉粥样硬化。实际上，除了高脂血症之外，还有许多因素参与了动脉粥样硬化的发生与发展过程。例如，吸烟、高血压、高血糖等因素均可损伤血管内皮细胞，而血管内皮细胞对血管具有保护作用。当血管内皮功能受损，即使血脂水平不高，血中的脂质（主要是胆固醇）也很容易侵入到内膜下，日积月累就会堆积成粥样斑块，随着斑块长大最终造成血管狭窄或阻塞，引起冠心病、脑梗死等心血管疾病。通过积极降血脂治疗，使 LDL-C 水平进一步降低，则可减少脂质的侵入，从而达到延缓动脉粥样硬化病变进展、减少心脑血管事件、降低死亡率的目的。

基于目前大量的研究证据，国内外血脂防治指南均建议，对于已明确为冠心病的患者，其血脂水平不高也应强化降血脂，应使 LDL-C 水平至少降至 1.8 mmol/L 以下，而对于近期心肌梗死、多次心肌梗死、多支血管病变等超高危患者可将 LDL-C 进一步降至 1.4 mmol/L 以下；对于易患心血管疾病的高危人群，也应积极降脂，其 LDL-C 水平至少应降至 2.6 mmol/L 以下。

由此可见，不同人群所要求达到的合适血脂水平并不相同，对于已经患有冠心病的人群和患病风险较高的人群则不能按照血脂化验单正常参考值的标准来指导治疗，否则会延误病情，造成不良后果。

〔黄贤圣　李向平〕

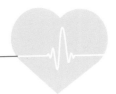

第三章 冠心病与动脉粥样硬化性心血管疾病

043 什么是动脉粥样硬化？

前面的内容中多次提到动脉粥样硬化，究竟什么是动脉粥样硬化呢？首先让我们了解一下什么是动脉。动脉是负责将心脏搏出的血液输送至全身的血管，其随着心脏的跳动而产生搏动，因此称之为"动脉"。正常的动脉壁有内、中、外膜三层结构，内膜被一层内皮细胞所覆盖，表面很光滑，可防止血液中的有害物质损伤血管壁，对血管起着保护作用。当动脉的内皮细胞受到损伤或老化，血液中的脂质成分（主要是胆固醇）就容易进入到内膜下，继而引起局部纤维组织增生，早期在血管内膜表面上就会出现一些脂质条纹。随着脂质沉积的增多，纤维组织包裹的脂质核心逐渐增大，而形成突起的斑块，使得动脉管壁增厚变硬、管腔变小。动脉内的这些斑块病变多呈黄色颗粒状，外观看起来很像小米粥，因此称为动脉粥样硬化。

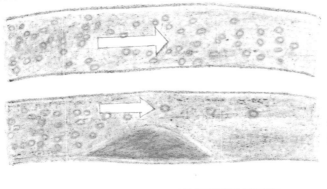

正常的血管

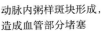

动脉内粥样斑块形成，造成血管部分堵塞

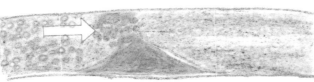

不稳定的斑块破裂，形成血栓，使血管完全闭塞

动脉粥样硬化示意图

随着动脉粥样硬化病变造成的动脉管腔狭窄加重，可使动脉远端的血流减少，最终引起其供血的器官组织缺血缺氧，如心肌缺血或脑供血不足。在粥样斑块增大的过程中，还可引起局部产生炎症反应，此时粥样斑块变得不稳定，斑块的表面容易出现溃疡或破口。大家知道，平时当我们身上某处受伤出血时，很快受伤处就会出现血凝块，这些血凝块可起到止血的作用。一旦动脉内的斑块破裂，血液中的血小板就会像受伤出血时一样迅速聚集到破口处，形成血凝块即"血栓"，血小板聚集后可激活血液中大量的凝血因子，促使血液中形成一些纤维样物质，它们将红细胞网络在一起就可形成更大的血栓，最终造成动脉完全闭塞，使远端血流中断，从而引起其供血的器官组织缺血坏死，如出现心肌梗死或脑梗死等严重后果。

由此可见，动脉粥样硬化是一种慢性的不断进展的病变，病变引起的炎症反应可促使粥样斑块破裂，后者所触发的血栓形成是造成急性血栓事件（如急性心肌梗死或脑梗死）的主要原因。

044 什么是动脉粥样硬化性心血管疾病？

顾名思义，动脉粥样硬化性心血管疾病就是由于动脉粥样硬化而引起的各种心血管疾病。动脉粥样硬化病变往往发生在全身的大中动脉，当病变引起动脉管腔严重狭窄或闭塞时，则可造成其供血的器官组织缺血、缺氧，甚至坏死，由此而导致的心血管疾病统称为"动脉粥样硬化性心血管疾病"，不仅包括冠心病（心绞痛、心肌梗死），还包括脑卒中（脑梗死）、短暂性脑缺血发作、主动脉瘤、缺血性肠病、肾动脉粥样硬化狭窄、四肢等外周动脉粥样硬化闭塞症等。由此可见，该类疾病具有共同的发病基础，上述多种疾病可先后或同时发生在同一个人身上。

045 动脉粥样硬化是什么原因引起的？

经过大量的流行病学调查、动物实验和临床研究发现，动脉粥样硬化往往不是由单个病因所致，而是由遗传因素加环境因素相互作用的结果。医学上将这些可引起或加速动脉粥样硬化的因素称为"危险因素"。目前已认识的动脉粥样硬化的危险因素可分为致病性如高脂血症或其他相关性，也可分为以下两大类。

（1）不可改变的危险因素：主要有年龄、性别和家族遗传史。动脉粥样硬化多见于50岁以上的中老年人，这与血管老化有一定的关系。与男性相比，女性动脉粥样硬化发生的时间要推迟10年，这可能是由于绝经前雌激素对血管有一定的保护作用，但在绝经后随着雌激素水平下降女性动脉粥样硬化的发病率逐渐与男性接近。有早发动脉粥样硬化疾病家族史（即直系亲属男性发病年龄＜55岁、女性发病年龄＜65岁）者发病的危险性增加。

（2）可以改变的危险因素：包括高脂血症、高血压、糖尿病、吸烟、肥胖、缺乏体力活动等。高脂血症、高血压、糖尿病和吸烟是目前公认的主要危险因素，它们均对血管内皮细胞有直接损伤作用，造成血液中的胆固醇更容易在内皮下沉积，促进动脉粥样硬化的发生与发展。

对于个体而言，存在的危险因素越多，发病的年龄越早，血管损害的程度越重。

046 动脉粥样硬化有什么危害？

动脉遍布于全身，动脉粥样硬化的危害也是全身性的。当负责心脏自身血液供应的冠状动脉发生粥样硬化狭窄或闭塞，可引起心肌缺血缺氧，患者可出现心绞痛、心肌梗死、心律失常和（或）心力衰竭，甚至突然发生心搏骤停（猝死）。脑动脉或供应大脑血液的颈动脉、椎动脉发生粥样硬化如造成血管严重狭窄或闭塞，则可引起脑供血不足或脑梗死。如果颅内粥样硬化血管破裂则可发生脑出血。发生脑梗死或脑出血（统称脑血管意外）的患者可表现为头痛、眩晕、偏瘫、失语、吞咽困难、行走不稳、痴呆、意识障碍等，严重者危及生命。肾动脉粥样硬化狭窄可引起顽固性的高血压，严重者可出现肾功能不全。肠系膜动脉粥样硬化狭窄可致肠缺血坏死，患者可出现腹胀、腹痛、便血，甚至肠坏死危及生命。下肢动脉粥样硬化狭窄严重的患者可出现下肢疼痛、间歇性跛行，甚至发生肢端坏死。

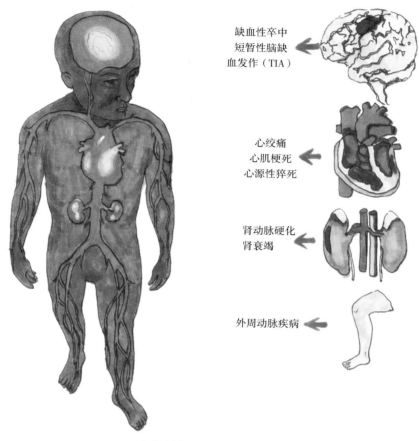

缺血性卒中
短暂性脑缺
血发作（TIA）

心绞痛
心肌梗死
心源性猝死

肾动脉硬化
肾衰竭

外周动脉疾病

动脉粥样硬化危害的示意图

047 什么是冠心病？

　　随着我国经济的快速发展和人们生活方式的改变，近 30 多年来我国冠心病的发病率和死亡率呈不断攀升的态势，已成为我国人口死亡的主要原因之一。您可能经常会听说身边的亲戚朋友或同事患有"冠心病"，一定也想了解什么是冠心病吧。

　　冠心病是冠状动脉粥样硬化性心脏病的简称，它是由于冠状动脉粥样硬化引起了心肌缺血缺氧所致的一种心脏疾病。冠状动脉是负责心脏本身血液供应的动脉。如下图所示，冠状动脉从主动脉的根部分别发出左冠状动脉和右冠状动脉，从左冠状动脉的主干又分出左前降支和左回旋支两条主要分支。就像树枝不断分叉一样，自上而下左右冠状动脉不断地发出许多小的分支并深入至心肌，以将氧气和营养物质输送到整个心脏。从动脉分布的外形上看，它们就好像给心脏带上了一顶王冠，因此取名为"冠状动脉"。当冠状动脉发生了粥样硬化，引起管腔严重狭窄或闭塞，则可出现心肌缺血缺氧甚至坏死，患者可表现为活动后胸闷、胸痛、气促等症状，这就是所谓的"冠心病"。以往冠心病多见于 50 岁以上的中老年人，近年来有呈年轻化的趋势。因此，提高对冠心病的认识，早防早治很重要。

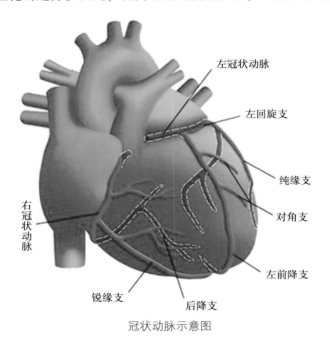

冠状动脉示意图

左冠状动脉

左回旋支

钝缘支

对角支

右冠状动脉

左前降支

锐缘支

后降支

048 冠心病是什么原因引起的？

冠心病是冠状动脉粥样硬化所致，前面提到的动脉粥样硬化的危险因素也就是引起冠心病的原因，大量研究已证实以下多种危险因素参与了冠心病的发生与发展。

（1）血脂异常：血脂异常是冠心病的致病性危险因素，低密度脂蛋白胆固醇（LDL-C）升高可直接引起冠心病。其他血脂异常如血清总胆固醇、甘油三酯、载脂蛋白 B 和脂蛋白（a）水平增高，以及高密度脂蛋白胆固醇水平降低，也与冠心病密切相关。

（2）高血压：冠心病患者 60%～70% 同时有高血压，高血压患者患冠心病比血压正常者高 4 倍。

（3）吸烟：吸烟包括吸二手烟可导致血管痉挛、心肌缺血、心率加快、血压升高，还可促进胆固醇在血管壁沉着、加速动脉粥样硬化。

（4）糖尿病：大量研究表明，与无糖尿病的个体相比，糖尿病患者的冠心病事件风险增加 2 倍，有 2/3 的冠心病患者伴有糖代谢异常。

（5）超重和肥胖：有研究表明，肥胖人群在 10 年内患心血管疾病及冠心病的可能性较非肥胖人群增加 2 倍。

（6）不均衡饮食：总热量和钠盐摄入过多，长期进食较多的动物脂肪、胆固醇和反式脂肪酸以及蔬菜水果摄入过少者易患本病。

（7）缺乏体力活动：适当的体力活动具有抗氧化、改善血管内皮功能的作用，还能一定程度地改善血脂、降低血压、减轻体重，因此适当运动可产生抗动脉粥样硬化效应。反之，久坐不动者，容易患冠心病。

（8）年龄、性别：本病以 50 岁以上男性多见，女性则以 60 岁以上多见。

（9）家族史：双亲中有早发冠心病史（指男性<55 岁，女性<65 岁发病）者冠心病发病的风险明显增高。

（10）社会心理因素：A 型性格（脾气火爆、遇事容易急躁、争强好斗、对人常存戒心等）、焦虑、抑郁、孤独、遭遇巨大精神创伤（如丧偶、离异、失业等），可一定程度上引起神经内分泌失调，血压升高和血小板反应性升高，从而促进冠心病的形成及发展。

（11）其他：血中促血栓形成因子水平增高、高敏 C 反应蛋白等炎症因子水平增高、等可加速动脉粥样硬化的发生与发展。

总之，本病是多种危险因素相互作用所致的结果，某个人所占危险因素越多，其发生冠心病的可能性就越大，发病的年龄也越小。

049 冠心病有哪些表现？

冠心病的临床表现在不同个体之间存在较大的差异，根据患者的主要表现可将冠心病分为以下 5 种类型。

（1）隐匿型：患者没有任何症状，但经检查能发现心肌缺血的证据。

（2）心绞痛型：患者可出现阵发性胸骨后或心前区疼痛，或紧缩感、压榨感，多在体力活动或情绪激动时出现，休息数分钟可缓解。

（3）心肌梗死型：常表现为持续时间较长且程度较剧烈的胸闷、胸痛，伴出汗、恶心、呕吐，严重者可发生呼吸困难、晕厥、休克，甚至猝死。

（4）缺血性心肌病型（又称心力衰竭和心律失常型）：可出现气促、心悸、下肢水肿等心力衰竭和心律失常的表现。

（5）猝死型：患者在发病的数分钟内出现心搏骤停，导致患者突然死亡。

对于有上述症状者，或有冠心病危险因素还没有症状者，应到医院进行检查或评估，以明确诊断，及时采取有效的防治措施，避免危险情况发生。

根据患者病情的缓急，可将冠心病分为急性冠状动脉综合征和慢性冠状动脉综合征，它们的表现特点接下来我们再进行详细介绍。

050 什么是急性冠状动脉综合征？什么是慢性冠状动脉综合征？

最近老王因反复胸痛到医院去看病，医生诊断为"急性冠状动脉综合征"，建议他住院治疗。"急性冠状动脉综合征"是一种什么病？为什么需要住院治疗呢？

急性冠状动脉综合征常常是由于冠状动脉内不稳定的粥样斑块突然破裂，触发了血小板在破口周围聚集，引起局部血栓形成，导致冠状动脉完全或不完全性闭塞所致的一组临床综合征。其包括不稳定型心绞痛和急性心肌梗死。由此可见，急性冠状动脉综合征是冠心病的一种严重类型，发病急、病情变化快，随时有发生心脏意外（如猝死）的可能，一旦发生此情况，应尽早到医院住院治疗，以免产生严重的后果。

随着对冠心病认识的不断加深，人们发现前面提到的冠心病5种分型存在一定的局限性，而将冠心病中的急性冠状动脉综合征与病情相对稳定的冠心病区分开来，更有助于指导患者的治疗。

对于急性冠状动脉综合征之外的冠心病患者，包括稳定型心绞痛、以往有心肌梗死病史、已进行冠状动脉支架植入或冠状动脉旁路移植术病情稳定、冠状动脉造影证实冠状动脉左主干狭窄≥50%或至少有一主要分支狭窄≥70%的患者和缺血性心肌病患者，统称为慢性冠状动脉综合征。此类患者冠状动脉内的粥样斑块较稳定、病情相对平稳，主要在门诊定期复查，长期坚持服药治疗，以防病情发展和加重。以往将此类患者称为"稳定性冠心病"，但在临床上观察到，此类病情相对稳定的患者随时有可能会变得不稳定。

051 稳定型心绞痛与不稳定型心绞痛有什么不同？

虽然都是冠心病心绞痛，但两者冠状动脉粥样硬化病变的性质、症状特点是不一样的，治疗上也有所不同。

稳定型心绞痛患者往往已存在冠状动脉的一个分支或多个分支严重狭窄病变，但病变相对稳定，因此属于慢性冠状动脉综合征的一种表现类型。此类患者在安静状态下一般没有症状，在活动时由于心肌需氧量增加，而严重狭窄的冠状动脉不能相应扩张，心肌供血不能满足运动时的需要，则会出现心肌缺血症状。稳定型心绞痛的症状有如下特点：①在体力活动或情绪激动时出现心前区不适或疼痛，可放射至左肩、左上肢、左手无名指或小指，严重者伴有出汗、迫使患者立即停止活动。②疼痛一般历时1~5分钟，很少超过15分钟。③休息或含服硝酸甘油片数分钟后症状可缓解。对于上述发作情况相对稳定达1~3个月以上，即每天和每周疼痛发作次数大致相同，诱发疼痛的活动强度和情绪激动程度相同，每次发作疼痛的性质和疼痛部位无明显改变，疼痛时长相仿，用硝酸甘油后也在相近时间内生效者，称为稳定型心绞痛或稳定型劳力性心绞痛。此类患者一般定期在门诊就诊，长期服药治疗。

不稳定型心绞痛患者的冠状动脉狭窄程度不一定很严重，但由于冠状动脉内不稳定的粥样斑块破裂使血小板与纤维蛋白迅速在局部凝集形成了以血小板为主的白色血栓，造成冠状动脉的阻塞突然加重，引起急性的心肌缺血、缺氧所致，其属于急性冠状动脉综合征的范畴。此类患者病情极不稳定，可能迅速进展为急性心肌梗死甚至猝死，也有部分患者可转变为稳定型心绞痛。不稳定型心绞痛可有以下几种表现特点：①于安静状态下或夜间突发胸痛或胸闷，常持续20分钟以上。②最近1~2个月内新发生的心绞痛。③以往为稳定型心绞痛，近期心绞痛加重，包括发作更频繁、持续时间更长、疼痛更剧烈或疼痛放射到新的部位等。④稳定型心绞痛患者采用以往可以缓解心绞痛的措施没有明显效果，发作时休息或含服硝酸甘油不缓解或缓解不明显。对于不稳定型心绞痛患者，应尽早到医院就诊并建议住院治疗。由于斑块破裂所触发的血小板聚集和血栓形成是不稳定型心绞痛发病的主要因素，在治疗上与稳定型心绞痛不同的是需要更加积极地抗血栓治疗，如联合应用两种抗血小板药和抗凝血药，而稳定型心绞痛患者只需使用一种抗血小板药。对于胸痛发作频繁、症状严重、胸痛发作时伴有心肌缺血的心电图改变的患者，应尽早进行冠状动脉造影和介入治疗，以免病情恶化。

052 什么是心肌梗死？

心肌梗死是冠心病的一种严重表现类型，其发病急，死亡率高。我国著名的相声演员马季、出演毛泽东的特型演员古月、著名演员高秀敏和朝鲜劳动党总书记金正日均是因突发心肌梗死去世的。

什么是心肌梗死呢？心肌梗死是由于冠状动脉内不稳定的粥样斑块突然破裂，引发局部血栓形成，造成了某一支冠状动脉完全或接近完全闭塞，心肌出现持久而严重的缺血缺氧并伴有部分心肌坏死的一种严重情况。发病时患者常表现为胸骨后或心前区剧烈疼痛，持续时间较长（多数超过30分钟），含服硝酸甘油不能缓解，可伴有恶心、呕吐、大汗淋漓，严重者出现晕厥、休克，甚至猝死。实际上，约有2/3的患者在发病前数天有先兆症状，如间歇性发作的心前区不适或疼痛，与活动没有明显关系，持续数分钟至10多分钟不等，可自行缓解，而这些先兆症状常常易被患者忽略，直至病情加重才来就医。

根据患者心肌梗死发生的时间可将心肌梗死分为急性期、亚急性期和陈旧性。在发病初期的数日之内称为急性心肌梗死，发病数日后可称为亚急性心肌梗死，发病数周之后则称为陈旧性心肌梗死。根据发病时的心电图的改变又可将急性心肌梗死分为急性ST段抬高型心肌梗死和急性非ST段抬高型心肌梗死。前者的心电图表现较典型，结合患者的症状容易对心肌梗死作出诊断，而后者的心电图表现表现不典型，容易误诊、漏诊，对可疑者需进一步结合抽血化验才能作出诊断。

053 什么是缺血性心肌病？

长期心肌缺血缺氧或局部心肌坏死之后，可导致心脏扩大、心功能下降、心力衰竭和心律失常，对于此种表现类型的冠心病则称为缺血性心肌病。缺血性心肌病患者往往存在多支多处冠状动脉严重狭窄或闭塞，由于长期的心肌缺血、缺氧或心肌坏死，心肌发生局限性或弥漫性的纤维化，从而使心肌的收缩和舒张功能下降，继而引起心脏扩大、心力衰竭、心律失常等一系列临床表现，患者可出现胸闷、心悸、气促、乏力、下肢水肿等症状。

054 什么是心脏性猝死？

所谓猝死是指从表面上看起来健康的人在没有明显预兆的情况下突然心搏骤停死亡的情况。2019 年台湾华语影视演员高以翔在节目录制过程中突然晕倒，经抢救无效去世，就是一个猝死的典型例子。猝死有 3 个共同的特点：①死亡急骤；②死亡出人意料；③自然死亡或非暴力死亡。

多数猝死是由于突发心肌缺血或恶性心律失常所致，这种由于心脏的原因所致的猝死称为心脏性猝死或心源性猝死。心脏性猝死可发生于原来有心脏病的患者中，也可发生在以前没有心脏病的患者中，患者在突然死亡之前常无任何危及生命的前期表现，多数患者突然出现意识丧失，在急性症状出现后数分钟至 1 小时内即死亡。心脏性猝死最常见于冠心病尤其是急性心肌梗死，其他常见的病因有心肌病、心肌炎、心脏瓣膜疾病和心脏离子通道病、药物中毒或严重电解质紊乱引起的严重室性心律失常等。

时间就是生命，对于心脏性猝死患者及早进行心肺复苏是救治成功的关键。积极倡导非医学人士学习心肺复苏及相关急救知识，如果在家中或其他公共场所发现心搏骤停的患者，立即进行心肺复苏（胸外心脏按压和人工呼吸），同时尽快拨 120 急救电话求助，可挽救更多人的生命。

055 冠心病如何诊断？

　　冠心病的诊断对于症状典型的患者很容易，但许多患者症状不典型，诊断则需结合病史、临床表现、血液化验、24 小时动态心电图或运动心电图、心脏超声、冠状动脉 CT 血管成像（CTA）或冠状动脉造影检查等多方面的评估来综合判断。例如，某人有活动后胸痛的症状，休息数分钟后或含服硝酸甘油 2～3 分钟后症状即可缓解，胸痛发作时的心电图有典型的心肌缺血改变，即可作出冠心病的临床诊断。但如果患者胸痛症状不典型，没有捕捉到胸痛发作时的心电图或者发作时的心电图未见典型的心肌缺血改变，则需要结合上述多个方面的检查来明确诊断。

　　（1）病史：中老年人，有高血压、高脂血症、糖尿病、吸烟和冠心病家族史者，是冠心病的高发人群。

　　（2）临床表现：发作性心前区疼痛或不适是冠心病的主要症状，详细了解胸痛发作的部位、性质、诱因、持续时间、缓解方式等特点和伴随症状，对于冠心病的诊断极为重要。

　　（3）血液检查：凡是怀疑冠心病者，应抽血检查空腹血糖、血脂。如果怀疑为急性心肌梗死，则需查肌钙蛋白（cTnT 或 cTnI）和心肌酶如肌酸激酶（CK）等血中的心肌坏死标记物。

　　（4）心电图：心电图正常不能除外冠心病，但如果有心肌缺血或心肌梗死改变，特别是在胸痛发作时有心肌缺血的动态变化，则支持冠心病的诊断。或在行 24 小时动态心电图检查或心电图运动负荷试验过程中，出现缺血性心电图改变，尤其是伴有胸闷、胸痛症状，支持冠心病诊断。

　　（5）X 线胸片：对冠心病虽无诊断性意义，但有助于了解心肺的情况，如有无心脏扩大、肺部或胸膜疾病等。

　　（6）超声心动图：当发现节段性室壁运动异常，则提示冠心病诊断。有心肌梗死病史者，可发现心脏扩大，心功能下降或室壁瘤形成。无心肌梗死病史者在没有出现心肌缺血发作时超声心动图多无异常，如行超声运动或药物负荷试验发现节段性室壁运动异常则支持冠心病诊断。

　　（7）冠状动脉 CTA：是显示冠状动脉病变及形态的无创性检查方法。若冠状动脉 CTA 未见狭窄病变，一般认为冠心病的可能性较小，可不进行有创性检查。如冠状动脉 CTA 发现冠状动脉有明显狭窄病变，应考虑冠心病诊断，但其对病变程度的判断受到一定限制，特别当有钙化存在时会影响狭窄程度的判断。

（8）心脏磁共振：心脏磁共振增强扫描有很高的分辨率，能分辨坏死心肌的部位和范围，有助于不同时期心肌梗死的诊断。

（9）冠状动脉造影：是一种创伤性的检查方法，即通过手腕或腿部的动脉将导管放置到心脏的冠状动脉开口处，注入造影剂，然后在 X 线下观察冠状动脉的形态和结构，可明确血管病变的部位及程度并决定治疗策略。

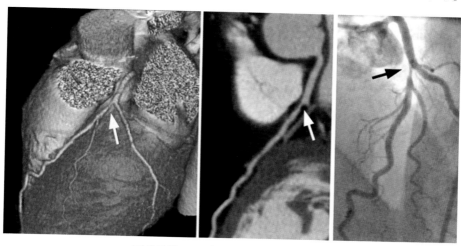

冠状动脉 CTA 和冠状动脉造影对比图

左、中图为冠状动脉 CTA 所示冠状动脉前降支严重狭窄（白色箭头所指为前降支狭窄处）；
右图为同一患者的冠脉造影所见与冠状动脉 CTA 的结果一致（黑色箭头）

056 冠心病如何治疗？

冠心病的治疗方法包括以下几个方面：

（1）一般治疗：改善生活方式，包括避免油腻饮食，戒烟限酒，适当运动，控制体重，保持良好心态等。同时要积极控制各种危险因素，如治疗高血压、糖尿病、血脂异常等。如果出现胸闷、胸痛发作，应立刻停止活动，平时注意避免各种诱发因素，如过度劳累、情绪激动、饱餐、寒冷刺激等。

（2）药物治疗：

1）抗栓药物：常用的药物有抗血小板聚集药阿司匹林、氯吡格雷和替格瑞洛，此类药物有减少血小板聚集、防止血栓形成的作用。所有确诊为冠心病的患者只要没有禁忌证都应该长期服用阿司匹林。对于不能耐受阿司匹林的患者，可改用氯吡格雷。替格瑞洛的作用与氯吡格雷相同，其抗血小板聚集的作用更强。对于急性冠状动脉综合征和冠状动脉内支架植入术后患者，常常需要联合应用阿司匹林和替格瑞洛或氯吡格雷治疗至少1年。患者在急性期还需联合应用抗凝血药如低分子肝素或普通肝素。

2）降血脂药：对于冠心病患者首选以降 LDL-C 为主的他汀类降血脂药。大量证据表明，他汀能有效降低 TC 和 LDL-C 水平，延缓粥样斑块进展，稳定斑块，并可显著降低心肌梗死、心血管死亡等心血管事件的发生。目前市场上他汀类药物有多种，建议在医生的指导下用药。首先应使 LDL-C 水平降至 1.8 mmol/L 以下或使其降低幅度达 50% 以上，如果单用足够剂量的他汀治疗后 LDL-C 未能达到目标水平，应联合应用其他降血脂药如依折麦布、PCSK9 抑制剂等。

3）β 受体阻滞药：常用的制剂有美托洛尔（缓释片或平片）和比索洛尔等。β 受体阻滞药通过减慢心率、减弱心肌收缩力、降低血压，从而减少心肌耗氧量，改善心肌缺血，减少心绞痛发作和增加运动耐量；同时有降低心肌梗死后患者的死亡和再梗死风险，并具有防止心脏扩大和保护心功能等有益的作用。只要没有禁忌证的患者都应该长期使用。

4）血管紧张素转换酶抑制药（ACEI）或血管紧张素 II 受体拮抗药（ARB）：ACEI 和 ARB 有防止心肌梗死后心脏扩大和保护心功能的作用，同时能显著减少心源性死亡。尤其对于心肌梗死后、冠心病合并心力衰竭或糖尿病的患者，只要没有禁忌证，应选择两者中的一种长期服用。如服ACEI 有干咳等副作用不能耐受者，则可换用 ARB。

5）硝酸酯制剂：常用药物有硝酸甘油、硝酸异山梨酯、单硝酸异山梨酯，此类药有扩张血管作用，能减少心肌耗氧，改善心肌供血，从而缓解心绞痛症状。硝酸甘油为短效制剂，口服无效，需舌下含服，在心绞痛发作时使用能迅速缓解症状。其他制剂为中长效，可以口服，以减少心绞痛的发作。

6）钙拮抗药：常用的有硝苯地平、地尔硫䓬、维拉帕米等，此类药具有降压及扩张冠状动脉，缓解心绞痛的作用，尤其适用于冠状动脉痉挛所致的心绞痛。对于 β 受体阻滞药有应用禁忌或不能耐受者，可选用钙拮抗药。

7）代谢类药物：常用药物有曲美他嗪，其通过优化心肌能量代谢，在心肌缺血情况下能够通过减少氧的消耗量，达到改善心肌缺血及心功能的目的。

8）其他药物：如尼可地尔是平滑肌钾通道开放剂，有扩张冠状动脉、改善冠状动脉微循环、增加冠状动脉血流量、抑制冠状动脉痉挛等作用，尤其适用于微血管功能障碍的患者。复方丹参滴丸、麝香保心丸等中成药具有活血化瘀、理气止痛之功效，也有缓解心绞痛作用。

（3）血运重建治疗：治疗方法包括静脉溶栓治疗、经皮冠状动脉介入术（PCI）和冠状动脉旁路移植术（CABG）。在心肌梗死早期（6～12 小时之内）静脉注射溶栓药物有部分患者可达到使冠状动脉内血栓溶解的效果。急性心肌梗死早期直接 PCI 治疗可开通完全闭塞的血管，使心肌的血液供应迅速得到恢复。对于严重狭窄或慢性闭塞的冠状动脉血管，PCI 治疗也可达到改善心肌血液供应的目的。对于冠状动脉多支多处严重狭窄的患者，不适合 PCI 治疗的患者，则需要行 CABG 手术治疗。急性心肌梗死患者如果在发病的 12 小时之内应优先选择 PCI 治疗，因为 PCI 的疗效优于溶栓，对于不具备 PCI 条件的医院或因其他原因不能及时进行 PCI 治疗的患者，则应尽早给予静脉溶栓治疗。

总之，生活方式的改善和药物治疗是冠心病治疗的基础，急性冠状动脉综合征和药物治疗效果不佳的患者则需要行冠状动脉介入或冠状动脉旁路移植术治疗。即使已进行了冠状动脉介入或冠状动脉旁路移植术的患者，生活方式的改善和药物治疗均需长期坚持。

057 冠心病患者心绞痛发作时该怎么办？

冠心病患者如果在活动时出现了胸闷、胸痛（心绞痛），应立即停止活动，坐下来安静休息，一般在休息数分钟后症状会自行缓解。已明确诊断为冠心病的患者，应常备一些急救药物（如硝酸甘油片）在身边，在心绞痛发作时，如果安静休息后症状不能缓解，可立即舌下含服 1 片硝酸甘油片，一般 1～2 分钟起效，5 分钟之内症状可缓解。如果用药 5 分钟后症状没有缓解，可再含服 1 片，如果胸痛仍不能缓解，应警惕急性心肌梗死的可能或其他原因所致的胸痛，建议及时到医院就诊。除了硝酸甘油片之外，其他常用的能快速缓解心绞痛的药物还有硝酸异山梨酯（消心痛）、速效救心丸、复方丹参滴丸、麝香保心丸等，亦可在胸痛发作时选择其中一种药物舌下含服，一般可在数分钟内见效。

需要提醒注意的是，上述药物只是暂时起到缓解症状的作用，可作为应急时使用。但如果症状反复发作，则提示病情不稳定，应及时到医院就诊，以进一步明确诊断并给予相应的治疗。冠心病患者还应长期服用阿司匹林、他汀类降血脂药等能够防止疾病复发和进展的药物，以避免或减少心绞痛的发作。

058 冠心病患者为什么需要长期服药？

冠心病是一种慢性病，患者的冠状动脉已出现了粥样硬化，并造成了血管多处狭窄或堵塞，如果不治疗或者中断治疗病变就会继续进展，使疾病再发或加重而可能造成严重的后果。其实血管就像水管一样，如果管道生锈了不去维护，其使用寿命就会大大缩短。水管坏了还可以随时进行更换，而冠状动脉没有办法进行更换，长期的维护就显得尤为重要。

冠心病患者即使放了支架或者做了冠状动脉旁路移植术，也只是解决了局部血管阻塞的问题，而冠状动脉其他部位往往也存在不同程度的病变或狭窄，如果不治疗不但其他部位的病变会加重，而且术后的支架内和桥血管内也可能形成血栓或出现再狭窄。所以说，冠心病患者需要长期服药，即使放了支架或做了冠状动脉旁路移植术也一样，不可掉以轻心。

059 冠心病患者需要长期服哪些药物？

为预防疾病复发加重、防止心力衰竭等并发症，大多数冠心病患者需要长期服用以下几类药物：

（1）抗血小板药：首选阿司匹林肠溶片，每天 75～100 mg。如不能耐受阿司匹林者可换用氯吡格雷，每天 75 mg。急性心肌梗死、不稳定型心绞痛或进行了冠状动脉支架术后的患者，需在服用阿司匹林基础上加用替格瑞洛或氯吡格雷治疗至少 1 年，1 年至 1 年半以后可改单用阿司匹林长期治疗，不能耐受阿司匹林的患者，可改用氯吡格雷长期治疗。

（2）他汀类降血脂药：可选阿托伐他汀、瑞舒伐他汀或其他他汀类降血脂药，应将 LDL-C 水平降至 1.8 mmol/L 以下。单用他汀类药物 LDL-C 不能降至目标水平时，应联合依折麦布和（或）PCSK9 抑制剂治疗。

（3）β 受体阻滞药：如美托洛尔缓释片、比索洛尔片，尤其适用于劳力性心绞痛、心肌梗死后和心功能不全的患者，应根据患者的血压和心率调整药物剂量，将安静清醒状态下的心率控制在 60 次/min 左右。

（4）ACEI 或 ARB 类药物：尤其适用于心肌梗死后、心功能不全、合并高血压或糖尿病的患者，应根据患者的血压、心功能等情况调整药物剂量。

此外，还要根据患者的症状、合并疾病等具体情况，酌情加用其他药物。

060 冠心病患者为什么需要长期服阿司匹林？

小剂量阿司匹林（每天 75～100 mg）具有抗血小板聚集、防止动脉血栓形成的作用，目前常用于心脑血管疾病的预防和治疗。前面已介绍过，冠心病是冠状动脉粥样硬化所致，如果冠状动脉内的粥样硬化斑块发生破裂，血小板很快就会聚集到破口处，随后激活凝血系统，触发血栓形成，使冠状动脉血流受阻甚至完全中断，引起严重的心肌缺血或心肌坏死，甚至危及患者的生命。病情看似稳定的冠心病患者，其冠状动脉内的斑块随时有破裂的可能，长期服用阿司匹林可以达到有备无患的目的。即使斑块发生破裂，由于阿司匹林的作用，可抑制血小板的聚集，这样就可避免或减少血栓形成，防止血栓事件的发生。因此，冠心病患者只要没有禁忌证应长期服用小剂量阿司匹林。

061 长期服阿司匹林应注意什么？

阿司匹林最常见的副作用是胃部不适和出血，严重者可引起上消化道出血或其他部位出血，所以长期服用时应注意以下几点。

（1）服用剂量：一般推荐 75~100 mg/d，这样既可达到最佳的预防血栓作用，又可使药物的毒性反应减到最少。

（2）服药时间：阿司匹林是早晨服还是晚上服为好呢？关于这个问题以往有不同的看法，有人认为夜间血小板更活跃，也是心血管疾病高发时段，晚上吃阿司匹林会更有效；但也有研究认为，早晨服药夜间血中具有抗血小板和扩血管作用的前列环素水平更高，对预防夜间心血管病发作效果更好，提出早晨服药更好。其实，在哪个时间段服药并不重要，只要长期坚持服用阿司匹林就能获得持续的血小板抑制效果。从药效来讲目前专家们的共识是，长期服用阿司匹林的作用是持续性的，早晚没有多大区别，关键是坚持。

（3）剂型选择：阿司匹林与胃黏膜直接接触易造成胃黏膜损伤。因此，推荐使用阿司匹林肠溶片，这种经特殊工艺生产的肠溶片服用后进入肠道才崩解，这样可避免或减少阿司匹林对胃黏膜的局部直接损伤作用。需注意肠溶片不应压碎或掰开来服，餐后服用也会增加药物在胃中的停留时间，因此建议餐前服用。

（4）服药前出血风险评估：过去有消化道溃疡或出血病史者，尤其是过去服用阿司匹林或其他消炎镇痛药时曾发生过消化道不良反应者，这些患者属服用阿司匹林易发生消化道出血的高危人群，应慎用或禁用。有血液病、肝病、肾功能不全患者，出血风险增加，也需谨慎使用。有这些病史者，应如实告知医生，以便医生调整治疗方案。

（5）服药期间注意监测出血情况：服药期间如出现上腹不适、呕血、拉黑色大便等情况时，应及时到医院就诊。

（6）与其他药物合用要慎重：应避免与其他抗血栓药或损伤胃黏膜的药物合用。当你因其他疾病就诊时，应告诉医生你正在服阿司匹林。

（7）外科手术前需暂停阿司匹林：由于阿司匹林具有抗凝血作用，会使手术出血风险增加。如果您需要接受外科手术或拔牙等创伤性操作，应告诉医生自己正在服用阿司匹林，一般需停用阿司匹林 5~7 天后再进行手术或操作，待手术后 2~3 天没有伤口出血时即可再开始服用。

最后还需强调的是，阿司匹林并非万能药物，对于冠心病和脑卒中的预防，不是单纯服用阿司匹林后就可以高枕无忧了，还应注意保持健康的生活方式，积极控制心血管危险因素，使血压、血脂、血糖均达到目标水平，才能达到最好的效果。

062 为什么有些冠心病患者需要服用两种抗血小板药？

目前常用的抗血小板药包括阿司匹林、氯吡格雷和替格瑞洛，它们均具有抑制血小板聚集、防止动脉血栓形成的作用。实际上，人体促进血液中血小板聚集的途径有多条。阿司匹林是通过抑制环氧化酶、减少血栓素A2合成这条途径发挥抗血小板聚集作用的，而氯吡格雷和替格瑞洛是血小板膜 P2Y12 受体的抑制剂，它们是通过干扰二磷酸腺苷介导的血小板活化而发挥抗血小板作用。

如前所述冠心病患者需长期终生服用阿司匹林，如果对阿司匹林不耐受（如出现明显胃部不适或甚至引起消化道出血）则可用氯吡格雷作为替代，也就是说这些患者只需要吃一种抗血小板药。

但医生在开处方时为什么对有些冠心病患者却开了两种抗血小板药呢？这里需要告诉大家的是，在有些情况下冠心病患者确实需要使用两种抗血小板药联合治疗（如阿司匹林加氯吡格雷或阿司匹林加替格瑞洛），这种双联抗血小板治疗简称为"双抗"治疗。在临床上，双抗治疗主要适用于急性冠状动脉综合征（不稳定型心绞痛和急性心肌梗死）患者或支架植入术后的患者。因为这些患者冠状动脉内的粥样斑块出现了破裂或溃疡，此时会起动多条途径参与血小板的激活，使大量的血小板聚集到斑块的破口处，单用一种阿司匹林往往难以完全阻止血栓形成。有研究已证实采用双抗治疗比单用阿司匹林能进一步降低血栓事件的发生，而未增加严重出血的风险。因此，对于这些血栓形成风险较高的冠心病患者主张采用双抗治疗，疗程一般至少 1 年，如病情稳定可在 1 年之后改为长期单用阿司匹林，对于不能耐受阿司匹林者，也可换用氯吡格雷长期服用。

063 替格瑞洛与氯吡格雷有什么不同？

替格瑞洛与氯吡格雷均是通过抑制血小板 P2Y12 受体，干扰二磷酸腺苷介导的血小板活化，从而发挥抗血小板聚集作用的。尽管两者的抗血小板作用机制相同，但两者的化学结构不同，它们在体内的代谢途径是不一样的。

氯吡格雷是一种前体药物，也就是说其口服吸收至人体之后并不能直接产生抗血小板作用，而需要通过肝脏细胞中的一种酶将其代谢形成活性的代谢物才能产生抗血小板作用。所以它在用药后起效较慢，停药后作用消失也较慢，而且氯吡格雷的作用受到其代谢酶活性的影响。有少数患者由于遗传基因变异造成相关酶的活性降低，其将氯吡格雷转化为活性的代谢产物的作用减弱，氯吡格雷的治疗效果就会受到影响，此类患者在服药过程中仍有可能发生支架内血栓或急性心肌梗死等血栓事件，医学上称这种现象为"氯吡格雷抵抗"。

与氯吡格雷不同的是，替格瑞洛为活性药物，口服吸收后可直接产生抗血小板效应，因此其具有更强和更快速的抑制血小板作用，其作用且不受肝酶活性的影响。对于有氯吡格雷抵抗的患者来说，换用替格瑞洛可以达到更好的抗血小板聚集效果。临床研究已证实，在急性冠状动脉综合征的患者中，替格瑞洛降低血栓事件的疗效优于氯吡格雷，且未增加严重出血的风险。因此，对于血栓风险很高的急性冠状动脉综合征患者尤其是进行了介入治疗的患者，优先推荐使用替格瑞洛。

064 服氯吡格雷或替格瑞洛时应注意什么？

（1）注意观察出血的不良反应：氯吡格雷和替格瑞洛均为抗血小板药，最常见的不良反应的是引起出血。因此，在服药过程中一旦出现出血症状，如牙龈出血、鼻出血、尿血、拉黑便时，应立即到医院就诊，进行血常规、血小板功能和出凝血功能的检查，并给予相应处理，及时调整用药治疗方案，以免造成严重后果。

（2）避免随意中断治疗：服药治疗期间应避免随意中断治疗，冠心病患者尤其是冠状动脉支架植入后患者不适当停用氯吡格雷或替格瑞洛，有可能增加支架内血栓，再发心肌梗死和死亡的风险。

（3）有些情况应在医生指导下暂时停药：在服药期间，若需行侵入性操作（如拔牙）或外科手术，应告知医生你正在使用氯吡格雷或替格瑞洛，并在医生指导下在术前暂时停药1周，手术后伤口没有出血时，则应尽早恢复用药。

（4）合并用药需谨慎：医生处方其他抗血小板药、抗凝血药时，应告知医生你正在使用氯吡格雷或替格瑞洛，因为同时使用这些药物可能增加出血的风险。与其他药物合并使用时，要注意药物的相互作用。例如有研究提示护胃药奥美拉唑和埃索美拉唑因与氯吡格雷代谢的酶相同，合用时可使氯吡格雷转化为活性的代谢物减少，从而可能减弱氯吡格雷的抗血小板聚集作用。因此，正在服用氯吡格雷的患者如果需要使用护胃药物时，应尽量避免与奥美拉唑及埃索美拉唑合用，而选用其他护胃药。替格瑞洛与酮康唑、克拉霉素、利福平、地塞米松等药物合用时，也会产生相互作用，合用时需谨慎。

（5）有些不良反应需仔细评估：替格瑞洛较常见的不良反应是呼吸困难，通常为轻、中度，多数患者无须停药即可缓解。有支气管哮喘或慢性阻塞性肺疾病的患者慎用。在服用替格瑞洛之后如出现胸闷、憋气等不适时，应告诉医生，以便医生仔细评估你的情况，以决定是否需调整治疗方案。

065 冠心病患者血脂不高为什么也要服降血脂药？

有不少冠心病患者血脂不高或通过服药已经降至正常了，医生仍然让他服用降血脂药，这是为什么呢？主要有以下几点理由。

（1）脂质沉积在动脉的内膜下是动脉粥样硬化的主要病理改变。冠心病是冠状动脉粥样硬化狭窄所致的心脏病，对动脉粥样斑块成分进行分析表明，粥样斑块是由脂质核心与纤维帽组成，而脂质核心的成分主要是胆固醇。可以说"没有胆固醇就没有动脉粥样硬化"。

（2）动脉粥样硬化是慢性不断进展的疾病。冠心病患者的冠状动脉内已出现了许多斑块，其血管内皮功能明显受损，即使血脂不高，只要血中存在一定浓度的胆固醇，它就会乘虚而入不断地进入到损伤的动脉内膜下，使粥样斑块逐渐长大。随着斑块长大，一方面血管狭窄的程度加重，使心肌供血减少；另一方面增大的斑块容易发生破裂，后者可触发急性血栓形成，使冠状动脉阻塞加重或完全闭塞，患者可突发急性心肌梗死，甚至猝死。

（3）积极降血脂治疗可降低冠心病患者心血管事件的发病率和死亡率。

大量研究已证明，冠心病患者既使血脂不高，给予积极降血脂治疗，尤其是将低密度脂蛋白胆固醇（LDL-C）降至较低水平（1.8 mmol/L 以下，甚至更低），可大大降低心肌梗死和心血管死亡等心血管事件的发生。对于经过介入或冠状动脉旁路移植术治疗后的患者也是一样。

（4）积极降血脂治疗可延缓或逆转动脉粥样硬化病变的进展。采用冠状动脉造影和血管内超声进行观察的研究表明，无论血脂水平高低，积极降血脂治疗，可延缓血管狭窄病变的进展，稳定斑块，甚至使粥样斑块体积缩小。

总之，降血脂治疗尤其是降低 LDL-C 水平是冠心病防治的基本措施。冠心病患者即使血脂水平不高，也要服用降血脂药。

066 冠心病患者需要长期服降血脂药吗？

冠心病是一种慢性疾病，它是由于冠状动脉粥样硬化狭窄或闭塞所致。动脉粥样斑块一旦形成就不会自行消退，还会慢慢长大，就像水管老化生锈了一样，必须尽早并且长期进行维护。大量研究表明，积极降血脂治疗不但可达到延缓或防止动脉粥样硬化病变进展的效果，而且能够大大降低患者心脑血管疾病的发病率和死亡率。目前大多数降血脂药的作用时间较短，服药后数天见效，持续服药 1 个月左右达到最大的降血脂疗效，继续服药不会使血脂进一步降低。而一旦停药，数天后药物作用就会消失，血脂又会回升至原来水平。在临床上，有不少冠心病患者在病情稳定后，复查血脂不高，便自行停用了降血脂药，结果导致疾病复发。临床研究也已证明，降血脂治疗时间越长，患者获益越大。因此，冠心病患者只要没有禁忌证，应该长期规律服用降血脂药，并尽可能使血脂达到目标水平（如 LDL-C 应<1.8 mmol/L），千万不能自行随意停药。

067 冠心病患者长期服降血脂药应注意什么？

长期服用降血脂药，需监测血脂及其不良反应。鉴于目前最常用的是他汀类降血脂药，下面以他汀为例谈谈长期服降血脂药的注意事项。

（1）注意生活方式的改善：在服降血脂药的同时，饮食治疗和改善生活方式也很重要，通过合理饮食、适量运动、控制体重等可使胆固醇下降4%~13%，双管齐下可达到更好的心血管疾病防治效果。

（2）定期监测血脂水平：以了解血脂水平是否达到了预定的目标值，如冠心病等极高危患者首先要将低密度脂蛋白胆固醇（LDL-C）水平降至1.8 mmol/L 以下，若未达标，应在医生的指导下调整治疗方案。

（3）坚持长期服药：一般服药1~2个月后会产生最大的降血脂作用，继续服药血脂不会进一步降低。但如果停药，血脂又会回到治疗前的水平。要达到长期的治疗效果，必须坚持长期服药。

（4）选对服药时间：由于胆固醇在晚上合成更多，睡前服用他汀类药物的效果更好。如果需要同时服用他汀类和贝特类降血脂药，推荐贝特类在早上服，他汀类在晚上服，以减少两药的相互作用，减少不良反应。

（5）注意观察药物不良反应：他汀类降血脂药不良反应虽较少，但部分患者可出现肝脏、肌肉和糖代谢的不良反应。建议在接受他汀治疗之前以及他汀治疗4~8周后检查肝酶和肌酸激酶。若无异常，以后每6~12个月复查1次。若出现肌肉疼痛、乏力或出现酱油色尿等表现时，应立即到医院检查，以免发生不良后果。有研究显示，长期应用他汀类药物治疗有可能增加新发糖尿病风险，故也应定期监测血糖。

（6）应在医生指导下联合用药：与其他药物合用时（如胺碘酮、维拉帕米、地尔硫䓬、抗真菌药、克拉霉素等大环内酯类抗生素以及环孢素、他克莫司等）可影响他汀类药物的代谢，并因此增加降血脂药的不良反应。不建议同时服用维生素 E，因其可能减弱降血脂药的疗效。

068 心肌梗死后患者为什么血压不高也要吃抗高血压药？

不少心肌梗死后患者血压并不高甚至偏低，医生仍然让患者服用抗高血压药，这是什么原因呢？

临床上发现，心肌梗死后患者尤其是心肌梗死面积较大（如广泛前壁心肌梗死）的患者血压往往较发病前降低，原来有高血压的患者血压可降至正常甚至偏低，这主要与心肌梗死后心肌收缩力下降有关。这些患者如果不治疗，由于心排血量减少，机体的神经内分泌系统就会被激活来进行代偿，如交感神经系统激活，可增强心肌收缩力，使心率加快、血压升高，以维持正常的心排血量；肾素-血管紧张素-醛固酮系统（RAAS）激活，可使外周血管收缩，水钠吸收增加以增加血容量，试图达到维持血压和心排血量的目的。这些代偿机制，虽然暂时对维持血压和心排血量有用，但时间久了反而增加心脏的负担，心排血量出现进行性降低，机体又拼命进行代偿，形成恶性循环。这种代偿相当于疲马加鞭，最终出现心脏进行性增大（即心肌重构），心功能进行性下降，患者病情不断加重。有的患者即使心脏放了支架、搭了桥，如果仍存在坏死的心肌，同样也会出现心肌重构、心力衰竭。目前有什么办法防止这种情况发生呢？大量研究已证明，只有阻断上述神经内分泌激活，打断恶性循环，才能防止或逆转心肌的重构，防止心力衰竭发生。在我们常用的抗高血压药中，β受体阻滞药、ACEI或ARB和螺内酯可从不同途径阻止交感神经、RAAS的活性，心肌梗死后患者只要没有禁忌证，尽早使用这些药物，将有助于防止心脏扩大、心力衰竭的发生。当然对于血压偏低者，我们应从小剂量开始使用，以免用药后血压过度下降，2~4周后酌情再增加药物剂量，以达到最佳的治疗效果。

总而言之，心肌梗死后患者即使血压不高，也需要使用β受体阻滞药、ACEI或ARB和螺内酯这些能抑制神经内分泌激活的抗高血压药，其目的不是降压，而是防止心脏扩大、防止心力衰竭的发生，延缓或防止患者病情的恶化。

069 什么是溶栓治疗？

溶栓治疗就是使用具有溶解血栓作用的药物通过静脉输注到体内以达到溶解血栓、使闭塞的血管得到再通的一种治疗方法。溶栓治疗主要适用于急性心肌梗死、脑梗死、肺动脉血栓栓塞、下肢动脉血栓栓塞等血栓栓塞性疾病的急性期。常用的溶栓药物有尿激酶、阿替普酶、瑞替普酶和替奈普酶等。溶栓治疗时间越早效果越好，如急性心肌梗死溶栓治疗应在12~24小时之间进行，3小时之内效果最好，超过24小时无效，反而可能增加出血的风险。

070 什么是经皮冠状动脉介入治疗？

经皮冠状动脉介入治疗（PCI）是一种微创手术，无须开刀，术中患者完全处于清醒状态。医生通常以手上的桡动脉或腿上的股动脉作为穿刺部位，在穿刺点进行局部麻醉后，先置入一鞘管，再将像电线一样的指引导管通过此鞘管到达要治疗的冠状动脉，然后进行相应的治疗。PCI包括以下几种治疗方式，医生会根据患者冠状动脉病变的情况选择不同的治疗方式：

（1）经皮腔内冠状动脉成形术（PTCA）：是指通过指引导管，医生将一细导丝穿过冠状动脉梗阻部位，再通过此导丝，将带有球囊扩张器的导管送到梗阻部位，气囊充气挤压斑块和扩张动脉，使梗阻解除、心肌的供血得到改善。

（2）经皮冠状动脉内支架植入术：为了防止球囊扩张后的血管再次发生梗阻，常常需在扩张后的病变处植入冠状动脉支架。冠状动脉支架是微小的不锈钢网状合金管，术中先用球囊进行扩张，然后将一个支架紧贴在球囊扩张器上，当球囊充气时，使支架沿冠状动脉血管壁打开，最后使支架固定在撑开的病变部位，使动脉扩张。

（3）其他介入手术：如高频旋磨术、定向旋切术、冠状动脉内血栓抽

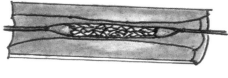

先用球囊将冠状动脉狭窄处进行扩张，支架紧贴在球囊扩张器上

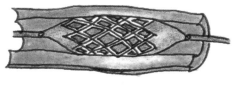

球囊充气使支架沿冠状动脉血管壁打开

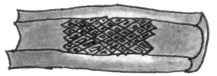

拔出球囊导管，使支架固定在撑开的病变部位，使动脉扩张

冠状动脉介入治疗示意图

吸术、激光成形术、超声成形术等，需根据患者冠状动脉造影情况酌情选用。

071 急性心肌梗死选择直接经皮冠状动脉介入治疗还是溶栓治疗？

急性心肌梗死可分为 ST 段抬高型心肌梗死（STEMI）和非 ST 段抬高型心肌梗死（STEMI），前者发作时伴有心电图 ST 段上抬的改变，而后者表现为 ST 段压低或 T 波改变等。

鉴于直接 PCI 的疗效优于溶栓，对于发病时间在 6 ~ 12 小时以内的急性心肌梗死患者，有条件行直接 PCI（即急诊 PCI）的患者不推荐溶栓治疗。

对于发病时间在 6 ~ 12 小时以内的 STEMI 患者，如果所在医院无行直接 PCI 的条件，又不能在 2 小时内到达有手术条件的医院，没有溶栓禁忌证的话则应尽早接受溶栓治疗。患者在溶栓后，宜在 3 ~ 24 小时转至有条件进行 PCI 的医院进行冠状动脉造影，溶栓失败者应尽早实施挽救性 PCI。对于 NSTEMI 溶栓治疗无效，应选择 PCI。

需要特别强调的是，无论是 PCI 还是溶栓治疗都是越早进行效果越好，以达到挽救濒死心肌、减少心肌梗死面积、降低患者死亡率的目的。心肌梗死时间如果超过了 12 ~ 24 小时，梗死部位的心肌往往已经坏死，即使之后将血管开通，大多数坏死的心肌已不能复活，将来患者发生心力衰竭、心律失常、心脏破裂等并发症的风险大大增加。如果经医生评估高度怀疑急性心肌梗死需要马上进行冠状动脉造影或行急诊 PCI 时，请一定不要犹豫，以免延误最佳治疗时机、造成严重后果。

072 在什么情况下需要进行经皮冠状动脉介入治疗？

由于受到网络或舆论宣传的误导，很多患者以为 PCI 是过度治疗，因而拒绝 PCI。虽然有的患者确实不一定需要行 PCI，但对于下列几种情况者建议尽早行 PCI。

（1）ST 段抬高型心肌梗死（STEMI）：此类患者在发病的 12 小时以内，尽早行直接 PCI 是目前公认首选的最有效的治疗手段。如果能够抢在心肌坏死之前开通血管，则可挽救濒死的心肌，缩小心肌梗死面积，减少心力衰竭、心脏破裂等并发症的发生，不但有利于改善患者将来的生活质量，还能降低患者近期和远期死亡的风险，这种情况千万不能耽误。

（2）不稳定型心绞痛和非 ST 段抬高型心肌梗死（NSTEMI）：对于近期反复发作心绞痛，尤其是伴有心肌损伤标志物升高，心电图出现心肌缺血的动态变化，或伴有心力衰竭、血压下降或休克、严重心律失常等情况，提示病情危重，随时可能发生意外，建议尽早行 PCI。

（3）稳定性型冠心病：患者有活动诱发的胸闷或胸痛症状，体力活动明显受限，冠状动脉造影证实冠状动脉左主干和（或）主要分支或多支血管有严重狭窄（如狭窄程度在 90% 以上），经药物治疗效果不佳者应考虑行 PCI。

073 什么是冠状动脉旁路移植术？

冠状动脉旁路移植术（CABG）又称冠状动脉搭桥术，是将自身血管连接至阻塞的冠状动脉两端，建立一条或多条血管旁路的一种外科手术方法。手术时，常取自身胸部的乳内动脉和下肢的大隐静脉作为"桥血管"，一头连接在升主动脉根部，另一头连接在冠状动脉梗阻处远端，就像架桥一样

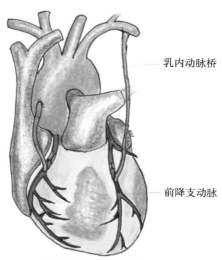

乳内动脉桥

前降支动脉

冠状动脉旁路移植术示意图

乳内动脉作为桥血管一头连接冠状动脉病变部分的远端，另一头连接至主动脉或其分支

建立一条血管通路，使心脏搏出的血从主动脉经过所架的血管桥，绕过冠状动脉病变部位，流向冠状动脉梗阻处的远端，从而达到改善心肌血供，缓解心绞痛，提高生活质量和减少冠心病死亡风险的目的。

074 在什么情况下需要进行冠状动脉旁路移植术？

下列几种情况应考虑行 CABG 手术治疗。

（1）冠心病患者，如果有心绞痛且影响工作和生活，经药物治疗和介入治疗无效或效果不佳或不适合介入治疗的患者，冠状动脉造影显示冠状动脉左主干和（或）多个分支狭窄达 85% 以上的患者。

（2）冠心病合并室间隔穿孔、心室壁瘤、心脏瓣膜关闭不全或其他并发症的患者。

（3）冠心病合并其他疾病，需要矫正心脏病变的患者。

（4）介入治疗失败出现并发症的患者。

〔阮贵云　彭　然　李向平〕

第四章　心脏瓣膜疾病

075 什么是心脏瓣膜疾病？

在了解心脏瓣膜疾病之前，我们先介绍一下心脏的结构。正常的心脏有 4 个腔室，左侧为左心房和左心室，右侧为右心房和右心室，两房之间的间隔为房间隔，两室之间的间隔为室间隔。正常的心脏有 4 个瓣膜：二尖瓣、三尖瓣、主动脉瓣和肺动脉瓣。二尖瓣位于左心房与左心室之间，由前瓣和后瓣两个瓣叶组成。当心室舒张时二尖瓣打开，让血液从左心房流入左心室；心室收缩时二尖瓣关闭，防止血液反流至左心房。三尖瓣位于右心房与右心室之间，有前瓣、后瓣和隔瓣三个瓣叶。当心室舒张时三尖瓣打开，让血液从右心房流入右心室；心室收缩时三尖瓣关闭，防止血液反流至右心房。主动脉瓣位于左心室出口的主动脉根部，由三个瓣叶组成。当心室收缩时，主动脉瓣打开，让血液从左心室射入主动脉；心室舒张时，主动脉瓣关闭，防止血液反流至左心室。肺动脉瓣位于右心室的出口的肺动脉根部，由三个瓣叶组成。右心室收缩时，肺动脉瓣打开，让血液从右心室射入肺动脉；右心室舒张时，肺动脉瓣关闭，防止血液反流至右心室。正常的瓣膜薄而光滑且富有弹性，它们就相当于门卫，把守着心脏的出入口，使血液只能向一定的方向流动，防止血液反流。

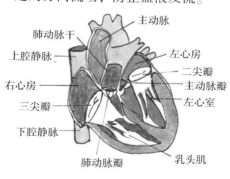

心脏瓣膜示意图

心脏瓣膜疾病又称瓣膜性心脏病，是指心脏瓣膜由于各种原因引起单个或多个瓣膜的结构或功能上的异常，即瓣膜粘连、增厚、变硬、挛缩等，导致瓣膜口狭窄和（或）关闭不全，是一组重要的心血管疾病。瓣膜的狭窄或关闭不全均可使心脏的泵血效率受到影响，随时间延长则可导致心脏扩大及功能失常，最终出现心力衰竭、心律失常等临床表现。临床上较常见的瓣膜病变包括：风湿性二尖瓣狭窄，二尖瓣关闭不全和（或）主动脉瓣狭窄，主动脉瓣关闭不全；先天性二叶主动脉瓣，三尖瓣发育不良；老年退行性心瓣膜病等。若两个以上的瓣膜同时存在病变时，称为联合瓣膜病。

076 引起心脏瓣膜疾病的原因是什么？

心脏瓣膜疾病可由多种原因引起，如炎症、黏液样变性、退行性改变、先天性畸形、缺血性坏死、创伤性等。

在中国人群中最常见的病因是风湿性心脏病（简称风心病）。风心病多数是在青少年时期链球菌感染后（常表现为咽部发炎、扁桃体发炎）机体产生了对抗这些细菌的抗体，这些抗体可杀灭细菌让身体恢复健康，但在少部分人中这些抗体同时误伤了自身的心脏瓣膜，引起瓣膜炎症，反复感染后最终会使正常的瓣膜遭到破坏，出现增厚、变形、钙化等，使瓣膜不能正常的打开和关闭，引起瓣膜口的狭窄和（或）关闭不全。如果瓣膜出现了病变，或存在先天性异常，则更容易附着或滞留血液中的细菌或其他微生物，当患者出现皮肤化脓、牙龈脓肿、中耳炎、肺部或腹腔感染等细菌感染时，局部的细菌可能进入到血液中随着血流到达心脏，引起细菌性心内膜炎，也会损坏心脏瓣膜引起急性心瓣膜关闭不全。随着年龄的增长，瓣膜可发生退行性病变，心脏瓣膜和瓣环上可出现钙化，瓣膜变硬失去弹性，可致瓣膜开放受限和（或）关闭不全。原发性高血压患者，长期血压升高可使左心负荷增加，主动脉瓣环承受的机械应力过大，高速血流的冲击易造成主动脉瓣膜瓣环的损伤，继而钙盐沉积，加重瓣膜瓣环的钙化，而影响瓣膜的开放和关闭功能。还有瓣膜出现黏液样变性、本身就有先天性畸形或外伤损伤瓣膜等都可能导致瓣膜的功能障碍。

077 心脏瓣膜疾病有哪些症状？

心脏瓣膜疾病在早期往往没有明显的症状，通常在健康体检时，发现心脏有杂音或心电图异常，也有的人在做心脏彩超时偶然发现心脏瓣膜病变。随着时间延长或病变程度加重，患者可出现下列症状。

(1) 呼吸困难：是心脏瓣膜疾病常见的症状，通常见于二尖瓣及主动脉瓣的病变，由于瓣膜狭窄或关闭不全，左心泵血功能下降，导致血液淤积于肺部的毛细血管（即肺淤血），肺的气体交换能力下降，因此患者出现呼吸困难。轻者呼吸困难在运动时出现，随病情加重，患者在静息状态下也可出现呼吸困难或出现夜间阵发性呼吸困难，甚至不能平卧而需端坐呼吸。

(2) 咳嗽、咯血：瓣膜功能不全所致的血流淤滞，可致支气管黏膜淤血水肿或引起左心房扩大，它们压迫支气管可引起咳嗽，常表现为干咳。肺淤血也可引起咳嗽，且多出现在夜间平卧及活动时，因平卧及活动可使肺淤血加重。瓣膜功能不全所致的血流淤滞，可使肺静脉压增高，如引起支气管静脉破裂出血则可出现咯血。严重的二尖瓣狭窄，血流从左心房进入左心室受阻，导致严重的肺淤血时可引起急性肺水肿，患者可咳白色泡沫痰，伴有毛细血管破裂时可咳粉红色泡沫痰，是病情危重的表现。

(3) 胸痛：多见于重度主动脉瓣狭窄或关闭不全的患者，是由于其引起了心肌供血不足所致。少部分二尖瓣狭窄合并肺动脉高压患者也可出现胸闷、胸痛。

(4) 眩晕或晕厥：晕厥多发生于重度主动脉狭窄的患者中。其产生的原因一方面是由于严重的主动脉瓣狭窄，在体力活动时可使外周血管扩张，而左心室的排血明显受阻，心排血量不能相应增加，引起血压下降、脑供血不足所致；另一方面，严重的主动脉瓣狭窄常常伴有左心室肥厚、心肌供血不足，可引起心律失常，心率过快也会出现心排血量减少，脑供血不足的表现。

(5) 消化道症状：多由于严重的肺动脉瓣及三尖瓣病变引起了右心衰所致。二尖瓣及主动脉瓣病变时间长了也会影响到右心。当出现右心衰时，静脉血回流到右心的血液排出减少，就会淤积在胃肠道和肝脏中，患者可出现食欲减退、恶心、呕吐、腹胀、腹痛等消化道症状。肝淤血还可引起胆汁淤积，患者可出现皮肤、巩膜黄染（即黄疸）。

（6）疲劳、乏力、水肿：由于瓣膜病变引起心排血量减少，患者肌肉供血不足，可表现为疲乏无力，活动耐力下降。右心衰时还可出现下肢水肿，甚至出现胸腔积液、腹水。

（7）发绀：多见于严重的先天性瓣膜病变，如先天性瓣膜闭锁、先天性瓣膜缺如等。

（8）其他症状：如声音嘶哑、吞咽困难，多由于瓣膜病变导致左心房扩大或左肺动脉扩张压迫喉返神经或食管引起。二尖瓣狭窄合并心房颤动患者，左心房易形成血栓，而引起脑栓塞，患者可出现偏瘫、失语等症状。

078 心脏瓣膜疾病如何诊断？

随着科学技术的发展，目前对于心脏瓣膜疾病的诊断并不难。临床上可根据以下证据作出心脏瓣膜疾病的诊断。

（1）心脏杂音：大多数心脏瓣膜疾病在出现临床症状之前，心脏听诊可闻及心脏杂音。这是由于瓣膜有狭窄或关闭不全时，可使血流加速或反流在心腔或血管内形成湍流或漩涡，而冲击心壁、大血管壁产生震动传到体表所致。例如，二尖瓣狭窄时心尖区可闻及舒张期隆隆样杂音，二尖瓣关闭不全时可在心尖区听到全收缩期吹风样杂音，主动脉瓣狭窄可在主动脉瓣区听到收缩期粗糙的喷射性杂音等。

（2）X线胸片：可以观察心脏的形态及大小，以此可以粗略地判断心脏有无扩大、可能是哪个瓣膜出现的病变导致心脏大小形态的变化。

（3）心电图：瓣膜病变早期，心电图可正常，当瓣膜病变引起心脏扩大或心律失常时，可出现心电图异常。

（4）超声心动图：又称心脏B超或心脏彩超，超声心动图是确诊心脏瓣膜疾病最敏感可靠的方法。它可以清晰地观察瓣叶的形态、活动度、瓣叶是否有钙化、瓣叶上是否有赘生物等；还可以粗略估算瓣膜口的面积，测量心脏各房室大小，心功能情况。经食管超声则能更清楚地显示瓣膜的结构，更易发现左心耳及左心房附壁血栓等。

079 心脏瓣膜疾病如何治疗？

心脏瓣膜疾病的治疗方法包括药物治疗、经导管介入治疗和手术治疗。在对心脏瓣膜疾病患者制定治疗方案时，需要由心内科专家、心外科专家等多学科团队协作，共同制定最适合患者的治疗方法。

（1）一般治疗：轻度的瓣膜病变，患者没有症状，体力活动不受限制，应注意定期复查随访。中重度瓣膜病变患者，需避免较重的体力活动，感冒发热要及时到医院在医生指导下用药，以预防风湿活动、预防感染性心内膜炎。对已经确诊风心病的青少年患者，应积极预防风湿热的复发，积极治疗急性咽炎、扁桃体炎、中耳炎等链球菌感染，可长期甚至终身使用苄星青霉素，120 万 U，每月肌内注射 1 次。

（2）药物治疗：主要用于心脏瓣膜疾病导致心功能不全、心律失常的患者或严重的心脏瓣膜病变而无手术条件的患者或者手术后的患者，以减轻症状、防止并发症和改善生活质量。

（3）外科手术：是心脏瓣膜病变的根本性治疗措施，主要适用于严重的心脏瓣膜疾病患者。手术方式有瓣膜修复术和瓣膜置换术，前者是对病变的瓣膜进行修补，后者是将病变的瓣膜切除，然后换上人工的机械瓣膜或生物瓣膜。

（4）介入治疗：随着瓣膜介入治疗技术的进步，部分患者可通过经导管的介入治疗达到良好的疗效。介入治疗有创伤小、不用开刀、患者恢复快等优点。经皮瓣膜球囊成形术已经成为治疗瓣膜狭窄性病变（如二尖瓣狭窄、肺动脉瓣狭窄）的有效方法。经皮人工瓣膜支架植入术（如经皮主动脉瓣置换术）、经皮瓣膜修补术和经皮瓣环成形术已开始应用于临床。具体手术方法的选择需根据患者的情况来决定。

080 心脏瓣膜疾病可以选择药物保守治疗吗？

药物保守治疗虽然并不能使心脏瓣膜的结构恢复正常，但可以防止病变加重、改善患者症状和生活质量，临床上在以下几种情况可以选择药物保守治疗。

（1）针对病因进行治疗：如风心病患者积极预防链球菌感染与风湿活动，年轻患者可每月肌内注射 1 次长效青霉素，以预防风湿热。心脏瓣膜疾病患者有感染性心内膜炎风险时用抗生素进行预防。高血压心脏病导致的瓣膜病变应积极控制血压等。

（2）在行瓣膜手术前后作为辅助治疗：当患者有心力衰竭表现时，在术前和术后可采用药物进行辅助治疗。术前用药作为过渡，以减轻心力衰竭症状，改善心功能、降低手术风险。术后用药加速心脏功能的恢复。

（3）对症治疗：晚期瓣膜病变合并严重心力衰竭或合并严重肝、肾、肺疾病，不适合手术的患者，用药进行对症治疗，以减轻患者症状。合并心房颤动时使用药物控制过快的心率，防止或减轻心力衰竭。二尖瓣狭窄合并心房颤动的患者应给予华法林抗凝治疗，以防止脑栓塞等血栓栓塞并发症。

由于药物保守治疗并不能逆转心脏瓣膜的病变，患者一旦出现活动后心悸、气促、胸痛、水肿、晕厥等症状时，应考虑手术治疗。如果延误手术时机，不但影响手术效果，而且增加手术风险。

081 哪些心脏瓣膜疾病可采用介入治疗？

早在 20 世纪七八十年代，介入治疗便开始应用于心脏瓣膜疾病的治疗。目前下列心脏瓣膜疾病可考虑采用介入治疗。

（1）风心病单纯二尖瓣狭窄、先天性肺动脉瓣狭窄：单纯二尖瓣狭窄可行经皮二尖瓣球囊分离术，先天性肺动脉瓣狭窄可行经皮肺动脉瓣球囊成形术。目前对于上述心脏瓣膜疾病的介入治疗基本上已代替了外科手术。

（2）某些不能耐受心脏外科手术的老年患者或合并其他严重疾病的心脏瓣膜疾病患者：随着人口老龄化的到来，老年人中心脏瓣膜疾病的发病率明显增加，外科手术治疗仍是大多数严重心脏瓣膜疾病治疗的首选方法。但对于一些高龄、合并多种疾病或曾经有过开胸手术史的这些患者，开胸手术的死亡率很高。近年来，瓣膜疾病介入治疗技术飞速发展，经皮主动脉瓣置换术、经皮肺动脉瓣支架植入术、经皮二尖瓣关闭不全介入治疗等技术，已开始应用于临床。其中经皮主动脉瓣置换术国内许多大医院已能独立开展，并取得了较好的效果。

与外科手术相比，介入治疗具有无需开胸、创伤小、患者恢复快等优点。毋庸置疑，经导管心脏瓣膜疾病介入治疗前景广阔，随着技术的进步，越来越多的患者将从中获益。

082 心脏瓣膜疾病介入治疗风险大吗？

相对于外科手术治疗，心脏瓣膜疾病介入治疗有创伤小、痛苦少、不需全身麻醉、患者恢复快、住院时间短等优点。当然，心脏瓣膜疾病介入治疗并非绝对安全，尤以经皮主动脉瓣置换术的风险较大，下面以其为例介绍手术期间和手术之后有可能出现的并发症。尽管严重并发症发生的几率不高，但可能造成严重后果。

（1）瓣膜支架定位不准或移位：发生率在 2% ～ 4%，如发生可通过紧急再次植入支架解决。

（2）瓣周漏或瓣膜反流：常见轻中度瓣周漏或反流一般不影响治疗效果，但重度反流则需要处理，可通过支架内球囊再扩张或再次植入支架，无效者需要外科处理。

（3）冠状动脉堵塞：发生率在 1% ～ 2%，但可能有致命危险。

（4）脑卒中：发生率在 2% ～ 4%。主要由于钙化的主动脉瓣被撑开，其粥样硬化物质易脱落可致脑栓塞或因为术中升主动脉壁粥样斑块脱落所致。

（5）心脏传导阻滞：发生率较高，而可能需要安装心脏起搏器。

（6）肾衰竭：发生率在 3% ～ 10%。主要与患者年龄大、本身肾功能下降、支架植入时主动脉壁粥样斑块脱落堵塞肾小动脉、介入治疗时造影剂的使用对肾功能有损害等因素有关。

（7）血管损伤：因为介入治疗需经过外周动脉置入较粗的鞘管，老年人外周血管钙化狭窄较为严重，瓣膜支架通过时可能造成血管破裂出血或血管瘤形成。

（8）其他少见的并发症：不明原因死亡、心包积血、严重心律失常、感染性心内膜炎等。

083 心脏瓣膜疾病介入治疗效果如何？

对于适合介入治疗的心脏瓣膜疾病，通过介入治疗大多数患者可达到减轻瓣膜狭窄或关闭不全，纠正或减轻患者瓣膜病变所致的血流动力学紊乱，改善患者的心功能和生活质量，延缓病情发展，延长患者生存时间的目的。

（1）经皮二尖瓣球囊分离术：应用于风心病单纯二尖瓣狭窄患者，手术成功率达95%以上。绝大多数患者在术后二尖瓣的开口面积明显扩大，心功能明显改善，可达到减轻症状、延缓病情发展的目的。

（2）经皮肺动脉瓣球囊成形术：应用于先天性单纯肺动脉瓣狭窄的患者，手术成功率高，复发率低，长期疗效好。

（3）经皮肺动脉瓣支架植入术：用于肺动脉瓣关闭不全的治疗，成功率高，并发症少，对于具有适应证的患者是首选治疗。

（4）经皮主动脉瓣置换术：对于高龄等不适合外科手术的重度主动脉瓣狭窄的患者已证明是一种有效的可以替代外科开胸手术的治疗方法，术后多数患者可达到减轻症状，延长生存时间的目的。

（5）其他心脏瓣膜疾病的介入治疗：如经皮二尖瓣修复术、三尖瓣反流介入治疗等技术都还不是很完善，有较多的手术并发症，还需要更进一步的改进和研究，目前主要是应用于高龄等不适合外科手术的患者。

084 心脏瓣膜疾病在什么情况下需要外科手术治疗？

大多数有症状的心脏瓣膜疾病患者，如果不适合行介入治疗，都需要考虑进行外科手术治疗。在决定是否行外科手术治疗前需对患者进行系统性的评估，不同的瓣膜病变外科手术治疗的适应证各不一样，通常分为以下几种情况：

（1）主动脉瓣关闭不全：对于有症状的患者、无症状但合并左心室扩大或合并主动脉根部疾病的患者、马方综合征的患者，应考虑手术治疗。

（2）主动脉瓣狭窄：有症状的重度主动脉瓣狭窄患者；重度无症状主动脉瓣狭窄但心电图或超声运动试验异常的患者；重度瓣膜钙化患者；无

颤称为瓣膜性房颤，并强调瓣膜性房颤应给予抗凝治疗以防止或减少血栓栓塞的风险。

瓣膜性房颤血栓栓塞风险高的原因主要有两个方面。一方面与房颤相关，因为在房颤时心房失去了协调性的收缩能力，造成心房内血液淤滞，而容易在心房内形成血凝块（即"血栓"）。另一方面与瓣膜病变相关，在二尖瓣狭窄时，常常伴有左心房增大，血液淤滞在增大的左心房内也容易形成血栓；而在瓣膜置换术后，人工瓣膜的表面与血液接触易形成血栓。一旦心房内或瓣膜上的血栓脱落，便可随血流引起动脉的阻塞（即血栓栓塞），可造成其供血的器官缺血缺氧及功能障碍。脑栓塞是房颤最常见的并发症，也是引起缺血性脑卒中的主要原因之一。

华法林是临床上最常用的一种抗凝血药，能有效对抗血液中凝血因子的促血液凝固作用，防止血栓形成。大量研究表明，瓣膜性房颤患者长期服用适当剂量的华法林可大大降低血栓栓塞的风险，而阿司匹林对此类患者的效果不佳。因此，心脏瓣膜疾病合并房颤的患者需服用华法林。

089 心脏瓣膜置换手术后华法林应该怎样使用？

在进行了瓣膜置换术后，多数心脏瓣膜疾病患者需要长期服华法林，以预防人工瓣膜上的血栓形成。但因手术方式和瓣膜材料的不同以及药物代谢的个体差异，服用华法林的疗程和用量并不相同。

人工生物瓣膜置换术后患者，如果没有房颤，建议服用华法林 3 个月。植入人工机械瓣膜的患者，则应终生服用华法林。

因华法林的安全有效剂量在个体之间的差异很大，需要通过检测血液中的凝血指标来确定每个患者的用量。国际上通用的凝血监测指标是国际标准化比值（INR），而 INR 是根据凝血酶原时间和测定试剂的国际敏感指数推算出来的。主动脉瓣膜置换术后建议 INR 目标为 2.0～3.0，而二尖瓣膜置换术后或同时进行了两个瓣膜置换术后 INR 目标为 2.5～3.5，老年人或出血风险较大者，可适当降低目标。如果服用华法林数天后 INR 仍低于目标值，提示剂量不足，达不到预期的抗凝效果，需酌情增加华法林的剂量；如果 INR 大于目标值，提示剂量过大，有引起出血的风险，应适当减量或暂停药物。因此，在服用华法林期间一定要按照医生的建议定期到医院抽血测定 INR，以指导药物剂量的调整。

090 长期吃华法林的患者应注意什么？

华法林是目前最常用的口服抗凝血药，在临床上常常用于血栓性疾病的预防和治疗。但需要注意的是，抗凝血药就像一把双刃剑，它在防治血栓的同时，也会增加出血的风险。因此，在使用华法林期间需要特别注意以下几点：

（1）定期监测凝血指标：检测血浆凝血酶原时间（PT），并由 PT 推算出的 INR 是用来判断华法林疗效的可靠指标。华法林最佳的抗凝强度为 INR 值在 2.0～3.0，此范围出血和血栓栓塞的危险性均最低，因此在大多数情况下治疗的目标为将 INR 值控制在 2.0～3.0。但由于华法林治疗的安全有效剂量个体之间的差异较大，每片 2.5 mg 的华法林，有的人每天只需服半片，而有的人每天需要服 2～3 片。因此，在使用华法林治疗期间，需通过监测 INR 值来调整药物剂量。INR 未达标之前，需每周监测 1～2 次，INR 值达到目标范围且较稳定后，可改为每 1～2 周测 1 次，而后每月 1 次，间隔一般不能超过 3 个月。

（2）注意药物不良反应：华法林最常见的不良反应是出血。在服药期间应注意有无皮肤黏膜出血、眼结膜出血、牙龈出血、鼻出血及黑便、血尿等情况。患者如发生小量出血或皮肤、黏膜瘀斑不必过于紧张，及时到医院监测 INR 后，在医生指导下调整药物剂量或暂时停用药物，必要时可使用维生素 K 来中和华法林的抗凝作用。一般情况下出血停止后仍可恢复使用华法林。如出现严重的头痛、肢体活动障碍、呕血、便血或解柏油样黑色大便等情况时，需尽快到医院就诊，在医生的指导下进行相应治疗。

（3）规律服药：建议患者在每天同一时间服用，最好在睡前服用，此时可减少或避免与其他药物同时服用而相互影响药效。如忘记服药，4 小时以内要补服；超过 4 小时不再补服，第 2 天仍使用原来剂量，剂量不要加倍。

（4）规律饮食：华法林是通过对抗维生素 K 相关的凝血因子发挥抗凝作用的。而富含维生素 K 的食物，如菠菜、芦笋、绿花椰菜和莴苣等都可能影响华法林的抗凝作用，因此应尽量保持饮食结构的均衡，不要改变食物结构。

（5）注意药物间相互作用：因华法林的效果易受药物干扰，服用华法林的患者同时服用甲硝唑、阿奇霉素、头孢哌酮、左氧氟沙星、地高辛或胺碘酮等药物时会增强其抗凝效果，而苯妥英钠和口服避孕药则可能降低其抗凝效果。因此，在添加或更换其他药物治疗时，应注意监测 INR，必要时调整华法林剂量。

（6）拟行手术或有创性操作时需注意：正在服用华法林因其他疾病需进行外科手术或进行有创性操作（如拔牙、组织活检等）治疗的患者，需在医生评估后于手术前停用华法林 5～7 天，必要时换用其他作用时间短的抗凝剂代替华法林，如普通肝素或低分子肝素等，以降低出血的风险。

（7）拟怀孕的妇女需注意：华法林可经过胎盘，对胎儿有致畸作用，正在服用华法林准备怀孕的妇女，在妊娠前一定要咨询医生，在医生指导下调整药物治疗方案，以免造成不良后果。

091 新型口服抗凝血药可代替华法林吗？

传统口服抗凝血药华法林防治血栓的效果明确可靠，且价格低廉，性价比高，是以往临床应用上广泛使用的抗凝血药。但其服用的有效剂量在个体之间的差异较大，而且疗效易受食物和其他药物的影响，服药期间需频繁地监测凝血功能，调整药物剂量，以保证抗凝效果，避免出血风险，对患者而言很不方便。这也促使人们不断研发新型的口服抗凝血药。

近年来已有不少新型的口服抗凝血药上市，如达比加群酯、利伐沙班、阿哌沙班、依度沙班等。研究表明，新型口服抗凝血药（NOAC）与华法林的疗效相当，且可按固定剂量使用、无须频繁监测凝血功能、与药物及食物等相互作用少、药物安全性良好等突出优点，目前已越来越多地用于血栓栓塞性疾病的防治。但是迄今为止，还没有研究支持新型的口服抗凝血药可用于瓣膜性房颤（风湿性二尖瓣狭窄、人工机械瓣膜或生物瓣膜置换术后以及二尖瓣成形术后）患者的抗凝治疗。因此，目前建议对于非瓣膜性房颤患者 NOAC 可考虑优先使用，但对于瓣膜性房颤患者新型的口服抗凝血药还不能代替华法林。

〔柳琴娜　赵延恕〕

第五章　先天性心脏病

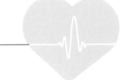

092　什么是先天性心脏病？

先天性心脏病是指心脏及大血管在胎儿期发育异常而引起的、在出生时病变即已存在的疾病。也就是说，先天性心脏病是宝宝在妈妈肚子里心脏和大血管发育异常，宝宝在出生时就患有的心脏病。先天性心脏病是新生儿中最常见的先天性缺陷，其发生率约占全部活产婴儿的 0.6% ~ 1.4%。据估计，我国每年新出生的先天性心脏病患儿 12 万 ~ 15 万。先天性心脏病种类繁多，有的患者可以同时合并多种畸形，轻者可无症状，重者出生时即出现严重症状甚至夭折。除少部分畸形轻微无须治疗之外，大多数患者需外科手术或经导管介入手术进行矫治。

093　常见的先天性心脏病有哪些？

先天性心脏病可分为发绀型和非发绀型。发绀型先天性心脏病常见于法洛四联症和大血管错位，紫绀是其突出表现，患儿在出生时或出生数月后就可出现皮肤黏膜紫绀（呈青紫色），尤其在哭闹、活动后加剧，应及早进行手术治疗。非发绀型先天性心脏病包括房间隔缺损、室间隔缺损、动脉导管未闭、肺动脉瓣狭窄、主动脉缩窄、三尖瓣下移畸形等，此类先天性心脏病在临床上更为多见，早期可以没有任何症状，但随着年龄增长疾病会发展加重，晚期部分患者皮肤黏膜可出现发绀，因此需及时诊治，以免失去手术机会。

094　引起先天性心脏病的原因是什么？

先天性心脏病发病的原因有很多，大致可以分为遗传因素、环境因素和疾病药物因素 3 个方面。

（1）遗传因素：以 21 三体综合征（唐氏综合征）为例，该病是由染色体异常而导致的疾病，约 50% 患者伴有先天性心脏病。患有先天性心脏病的患者同胞和子女的再患风险率在 4% 左右。

（2）环境因素：指妊娠前和妊娠中孕妇所处的环境，包括居住和工作环境，有化学因素和物理因素。化学因素主要是长期接触有害的化学制品，包括苯、二氧化硫等有害气体和汞、镉等重金属等。物理因素主要为放射线，因为放射线对人体有致病作用，而对胎儿有致畸作用。

（3）疾病、药物因素：有些药物可能增加孩子罹患先天性心脏病的风险。母亲在妊娠期尤其是孕早期的 3 个月内应尽量避免使用药物，禁用高风险的药物。此外，细菌和病毒感染也会导致胎儿发育畸形，引起先天性心脏病，母亲在孕早期也应该避免感冒和风疹、麻疹等细菌和病毒的感染。

095 先天性心脏病有哪些症状？

严重的先天性心脏病在出生时即可出现症状，而大多数先天性心脏病患者常常没有任何症状，随着疾病进展至成年之后才出现症状。常见的症状主要有以下两个方面。

（1）发绀等缺氧相关症状：主要见于发绀型先天性心脏病，发绀出现

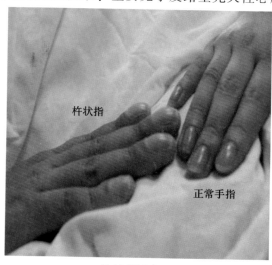

杵状指示意图

在患儿鼻尖、口唇、指甲、眼结膜等处，见皮肤黏膜呈青紫色。在发绀出现的同时，患儿经常感冒、反复呼吸道感染，易患肺炎。生长发育迟缓，智力低下，吃奶时吸吮无力、喂奶困难，或婴儿拒食、呛咳。当吃奶或哭闹后可发生呼吸困难，严重者有神志丧失、抽搐。能行走的患儿喜欢蹲踞，即在行走或游戏过程中反复出现双腿屈曲、蹲下，片刻之后再恢复正常行走。患儿的手指和脚趾可出杵状指趾（甲床如锤子一样隆起）。

（2）心力衰竭的症状：表现为活动后出现气促，咳嗽，咯血，夜间不能平卧，恶心、呕吐，腹胀、腹痛，下肢水肿等。

096 先天性心脏病如何诊断？

绝大多数先天性心脏病通过症状、体格检查、心电图、胸部 X 线片和超声心动图检查即可明确诊断，其中超声心动图检查是确诊先天性心脏病的主要方法。大多数先天性心脏病患者都有心脏杂音，体检时通过心脏听诊如果闻及心脏杂音，就应进一步做心脏超声检查以明显诊断。对合并多种畸形、复杂疑难的先天性心脏病则需酌情选择 CT 检查、心导管检查或心血管造影等检查手段，了解其病变程度、类型及范围，综合分析作出明确的诊断，并指导制定治疗方案。

097 先天性心脏病如何治疗？

先天性心脏病的治疗方法有外科手术、经导管介入和药物治疗等。以往大多数先天性心脏病只能通过外科手术进行矫治，随着医学的进步，经导管介入手术治疗取得了飞速的发展，现在很多先天性心脏病通过介入治疗可达到与外科手术同样的效果，并在一定范围内已经取代了外科手术治疗。药物治疗主要适用于伴有心力衰竭、肺动脉高压、感染性心内膜炎等合并症的患者和不能进行手术或介入治疗的患者。选择何种治疗方法以及什么时候最适宜手术，应根据心脏畸形的范围及程度，由心脏专科医生针对患者的具体情况提出建议。

098 先天性心脏病没有症状也需要手术吗？

仅有极少数先天性心脏病在 5 岁前可能有自愈的机会。有些轻微的畸形，如房间隔缺损、单纯肺动脉瓣狭窄很轻者，如果对心脏的排血功能没有明显影响，不需要手术治疗，但大多数先天性心脏病需要进行手术矫治。多数先天性心脏病尽管早期没有症状，但会随着年龄增长，而逐渐出现心脏扩大、肺动脉高压、心力衰竭等并发症，严重影响患者的生活质量和寿命。当患者出现了严重的肺动脉高压，则失去了手术的机会，此时手术治疗反而会加重患者的病情。因此，一旦诊断为先天性心脏病，即使没有任何症状，一定要尽早咨询专科医生，以决定是否需要手术治疗，并确定手术的时机和方式。

099 哪些先天性心脏病可以进行介入治疗？

介入治疗是一种不需要开刀的微创手术治疗方法。它是在大型 X 光机的透视下，利用直径为数毫米的导管，通过人体外周的血管（如大腿腹股沟处的股动脉或股静脉）将治疗所需要的器械送达心脏病变处，进行封堵或球囊扩张，从而达到根治先天性心脏病目的的治疗方法。目前介入手术可用于先天性房间隔缺损、室间隔缺损、动脉导管未闭、肺动脉瓣狭窄、主动脉瓣狭窄、主动脉缩窄、冠状动静脉瘘、肺动静脉瘘等先天性心脏病的治疗。

〔陈雅琴〕

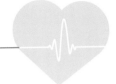

第六章　心肌病与心肌炎

100　什么是心肌病？心肌病有哪些类型？

　　心肌病是由不同病因引起的心肌病变导致心肌机械和（或）心电功能障碍，常表现为心室肥厚或扩张的一组心脏疾病。该病可局限于心脏本身，亦可伴有全身系统性损害，最终可导致进行性心力衰竭或死亡。

　　如前所述，心肌病是一组疾病，其病因不同，但均会造成不同程度的心肌损害，而以心力衰竭、心律失常为突出表现，甚至导致患者猝死。按照心肌病病因不同，可将心肌病分为以下几种类型。

　　（1）遗传性心肌病：此类心肌病与家族遗传关系较大，包括肥厚型心肌病、右心室性心肌病、左心室致密化不全、糖原贮积症、先天性传导阻滞、线粒体肌病、离子通道病等。

　　（2）混合性心肌病：此类心肌病的患病有的与遗传因素相关，有的是遗传与环境相互作用的结果，有的则是由于全身疾病累及心脏所致，包括扩张型心肌病和限制型心肌病。

　　（3）获得性心肌病：主要由于后天原因所致，如感染性心肌病、心动过速性心肌病、心脏气球样变、围生期心肌病。

101　什么是扩张型心肌病？

　　扩张型心肌病是最常见的一类心肌疾病，其以心脏扩大和心功能降低为特征。早期可在体检时发现心脏扩大，左心室收缩功能降低，而无明显症状。多数患者因出现气促、水肿等心力衰竭表现到医院就诊，经检查确诊为此病。患者除了可有左心衰或全心衰的表现之外，还可出现心律失常、血栓栓塞和猝死。按照其病因可分成以下两种类型。

　　（1）原发性扩张型心肌病：包括以下几种。①家族性扩张型心肌病：

为遗传基因变异所致；②获得性扩张型心肌病：指遗传易感性与环境因素共同作用所致，包括免疫性扩张型心肌病（如由病毒感染引起的免疫反应使心肌炎演变成心肌病）、酒精性心肌病、围生期心肌病（发生在妊娠晚期或分娩后）和心动过速性心肌病；③特发性扩张型心肌病：符合该病的临床诊断标准，但病因不明。

（2）继发性扩张型心肌病：是由于全身系统性疾病累及心肌所致，心肌病变仅是全身系统疾病的一部分。包括由自身免疫性疾病（如系统性红斑狼疮、白塞病等）所致的自身免疫性心肌病，代谢内分泌和营养性疾病继发的心肌病（如甲状腺功能亢进症或甲状腺功能减退症所致的心肌病等）和其他疾病并发心肌病（尿毒症性心肌病、贫血性心肌病等）。

102 扩张型心肌病如何诊断？

根据患者的症状表现、体格检查和超声心动图等检查，大多数患者能够作出临床诊断。

（1）病史及临床表现：患者可有心悸、气促、水肿、乏力、晕厥等心力衰竭、心律失常表现，可出现脑栓塞和猝死等并发症。注意询问亲属中有无类似疾病者，有无猝死的家族史、饮酒史、既往其他相关疾病的病史，有助于扩张型心肌病的病因诊断。

（2）心电图和无创性心脏影像学检查：心电图可发现房室扩大、心律失常等异常。X线检查可发现心影增大，肺部淤血等。超声心动图是诊断该病最重要的检查方法，可发现全心扩大（即左、右心房和心室均扩大），尤以左心室扩大为主，室壁运动弥漫性减弱，左心室射血分数明显降低。心脏磁共振加延迟增强检查发现心脏扩大，心功能减退，心肌中层延迟强化，有助于明确诊断，并与心肌炎、心肌梗死所致的心肌病变相鉴别。

（3）血液检查：血常规、血糖、血脂、肾功能、甲状腺功能、遗传标记物和免疫标记物等检查有助于扩张型心肌病的病因诊断。

（4）其他检查：当患者的情况不能排除缺血性心肌病时，应行冠状动脉造影检查以明确诊断。考虑遗传因素所致者，可行基因检查。

103 扩张型心肌病如何治疗?

对于原发性扩张型心肌病目前并没有根治的办法,主要是针对心力衰竭、心律失常进行治疗,并注意预防猝死及血栓栓塞等并发症,经保守治疗无效者行心脏移植,以达到减轻症状、改善生活质量,延长患者生存期的目的。

(1)一般治疗:注意休息、避免劳累和受凉感冒,清淡饮食,戒烟酒。病情稳定者适当运动,如出现气促、水肿等症状,应及时到医院就诊。

(2)心力衰竭的治疗(参见心力衰竭章节):应早期使用防止心脏扩大、改善患者预后的药物,包括血管紧张素转换酶抑制药(ACEI)或血管紧张素Ⅱ受体阻滞药(ARB)或血管紧张素受体脑啡肽酶抑制药(ARNI)、β受体阻滞药和螺内酯,有症状者合理使用利尿药,严重心功能不全者使用血管扩张药、洋地黄类或非洋地黄类正性肌力药。有适应证者植入心脏再同步化起搏器(CRT-P)或心脏再同步化起搏除颤器(CRT-D)治疗。

(3)心律失常的治疗(参见心律失常章节):如果患者有房颤且心率过快,可用洋地黄类药物或胺碘酮治疗;有频发室性早搏、室性心动过速者,在使用β受体阻滞药的基础上可联合使用胺碘酮治疗,猝死风险高者植入心脏复律除颤器(ICD);严重心动过缓、高度房室阻滞者,应安装人工心脏起搏器。

(4)预防血栓栓塞(参见房颤血栓栓塞预防章节):有心腔内附壁血栓形成、有房颤或血栓栓塞风险高者,应使用口服抗凝血药。

(5)心脏移植:药物治疗效果不佳者,应考虑心脏移植。

104 什么是肥厚型心肌病?

肥厚型心肌病是一种遗传性心肌病,约1/3的患者有家庭史,一半以上的患者可发现基因变异,高血压、高强度运动为其诱发因素。肥厚型心肌病的特点是心肌异常增厚,以室间隔处非对称性肥厚最为常见,也可表现为左心室其他部位的增厚,根据肥厚的心肌是否造成左心室排血受阻可将其分为梗阻性和非梗阻性两种类型。

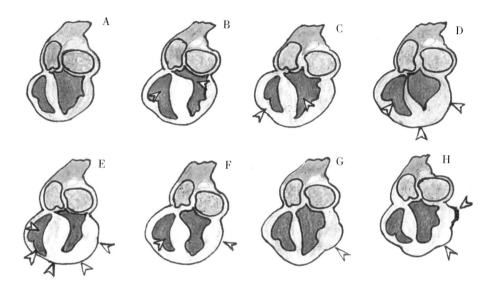

正常心脏和肥厚型心肌病的不同表型

A. 正常心脏；B. 非对称型（间隔型）伴左心室流出道梗阻；C. 非对称型（间隔型）不伴左心室流出道梗阻；D. 心尖型；E. 对称型（向心型）；F. 中室型；G. 类肿瘤样；H. 不连续型

（1）梗阻性肥厚型心肌病：由于此类患者心脏的室间隔上部或中部出现不对称性的增厚，向左心室腔突出，当心脏收缩时突出的室间隔心肌可造成左心室流出通道变窄，阻碍左心室的排血。轻者可无症状，重者常于活动时出现胸痛、气促、眩晕，甚至晕厥等症状。

（2）非梗阻性肥厚型心肌病：此类患者异常增厚的心肌可位于室间隔、心尖部或其他部位，但不会影响左心室的排血，但由于心室壁肥厚心室舒张期的弹性下降，而可出现心脏的舒张功能障碍。多数患者没有症状，部分患者在活动时可出现胸痛、气促。

本病预后的差异很大。严重者可因严重心律失常导致猝死，是青少年和运动员猝死的主要原因之一，少数进展为终末期心力衰竭，部分患者可出现心律失常、血栓栓塞。轻者症状轻微，预期寿命可接近正常人。

105 肥厚型心肌病如何诊断？

肥厚型心肌病的诊断一般不难，结合患者的症状、体征、心电图和超声心动图检查，大多数患者可明确诊断。

（1）病史、临床表现：对于有活动后胸痛、气促，晕厥病史和（或）在直系亲属中有年轻时猝死者的患者，尤其是年纪较轻、心脏听诊发现有杂音者，应注意进一步检查以明确诊断。

（2）心电图：可发现左心室肥大劳损改变，心电图改变远比超声表现出现早，是青年人肥厚性心肌病的早期诊断线索。

（3）超声心动图：可直观地观察到心脏的结构与功能，测量心室壁的厚度，左心室排血时流出道有无梗阻及程度。目前是诊断肥厚型心肌病最简便可靠的方法。

（4）心脏磁共振成像：可定量观察心肌肥厚的部位及程度，经静脉注射钆造影剂后再进行成像可观察心肌有无瘢痕、纤维化，对一些超声不能明确诊断的患者特别有用。

（5）心导管检查和心内膜心肌活检：可测定左心室舒张末期压力、左室腔与流出道收缩期压力阶差，评估左心室流出道梗阻的程度，通过心室造影可显示左心室的形态。心内膜心肌活检对除外浸润性心肌病有重要价值。

（6）基因检查：诊断的准确性达 99.9%，敏感性 50%～70%，是诊断肥厚型心肌病最可靠的方法。但携带基因突变者，并不一定出现心肌病的临床表现。仍有 30%～50% 的患者目前尚不能找到相应的基因突变。

106 肥厚型心肌病如何治疗？

对于肥厚型心肌病可给予药物和（或）介入或外科手术治疗，目的在于减轻流出道梗阻，缓解患者症状、减少合并症和防猝死。

（1）药物治疗：首选 β 受体阻滞药，常用的有普奈洛尔、美托洛尔、比索洛尔。不能耐受 β 受体阻滞药者可使用维拉帕米，亦可使用丙吡胺。这些药物有改善心室舒张功能，减轻左心室流出道梗阻及减少心律失常的作用。合并房颤者可使用胺碘酮，同时需考虑口服抗凝血药以预防血栓栓塞并发症。

（2）非药物治疗：对于药物治疗无效，存在严重流出道梗阻者，需考虑行室间隔切除手术，以解除或减轻流出道梗阻，缓解患者症状，提高患者的活动能力。对于年龄过大、手术耐受性差的患者，可考虑经心导管行酒精室间隔消融术。对于药物效果差而又不太适合手术或消融的患者可选择植入心脏双腔起搏器。对于猝死高危的患者，应建议安装心脏复律除颤器（ICD），以预防猝死的发生。

107 什么是酒精性心肌病？

顾名思义，酒精性心肌病与饮酒密切相关。长期每天大量饮酒所致的心脏扩大、心力衰竭和心律失常等酷似原发性扩张型心肌病的表现被称为酒精性心肌病。对于有大量饮酒史（纯乙醇量 125 mL/d，即啤酒 4 瓶或白酒 150 g），持续 10 年以上出现心脏病的症状和体征者，如能排除其他心脏病即应考虑酒精性心肌病的诊断。强制性戒酒 4~8 周，积极治疗后病情迅速改善，亦支持酒精性心肌病的诊断。本病多见于成年男性，患者的预后主要取决于心脏病变的程度、心功能损害的严重性以及患者能否完全戒酒。有文献报道，在发病后仍继续饮酒者，4 年后死亡率高达 57%。戒酒者在 4 年之后的死亡率为 6%，完全戒酒者 10 年后的存活率可达 100%。

108 酒精性心肌病如何治疗？

酒精性心肌病的治疗首先应彻底戒酒，同时针对患者存在的心力衰竭、心律失常进行相应的治疗（参见扩张型心肌病的治疗）。

109 心肌炎是什么原因引起的？

心肌炎是由于心肌炎症病变所致的一类心脏病。引起心肌炎的原因有很多，可分为感染性和非感染性两大类原因。

（1）感染性原因：以病毒感染最为常见，细菌、真菌、螺旋体、立克次体、原虫、蠕虫等其他病原体感染也可引起心肌炎，但相对少见。

（2）非感染性原因：包括药物、毒素、放射、结缔组织病、血管炎、巨细胞心肌炎、结节病等。

110 病毒性心肌炎有什么症状？

病毒性心肌炎患者多数在发病前的 1～3 周内有病毒感染的前驱症状，如发热、全身乏力、肌肉酸痛或恶心、呕吐、腹痛、腹泻等症状，这些症状很容易当成普通的感冒或急性胃肠炎。随后可出现心悸、胸闷、胸痛、气短、呼吸困难、头晕、乏力等心脏受损的表现，严重者可出现晕厥、休克甚至猝死。因此，如果在"感冒"数天或数周后出现上述症状时不能大意，应及时到医院检查，以免延误病情。

111 病毒性心肌炎如何治疗？

在心肌炎的急性期应住院治疗，针对病毒尚没有特效的治疗，主要以对症和心功能不全的支持性治疗为主。

（1）一般治疗：患者在急性期应卧床休息，进富含维生素及蛋白质的易消化的食物。

（2）对症治疗：出现心力衰竭者，应酌情使用利尿药、血管扩张药如血管紧张素转换酶抑制药等。出现快速心律失常者，酌情采用抗心律失常药；严重心动过缓伴有晕厥或明显低血压者，可考虑安装临时心脏起搏器。

（3）暴发性心肌炎和重症心肌炎的治疗：此类患者病情进展快，死亡率高，应严密进行生命征（包括血压、心率、呼吸、血氧饱和度等）的监护，在药物治疗基础上保证心肺功能的支持系统十分重要。其主要治疗措施包括：①维持机体的容量和酸碱平衡，给予营养支持治疗。②抗病毒和抗生素治疗，如使用帕拉米韦 10 mg/kg，也可联合应用阿昔洛韦（针对 EB 病毒）和更昔洛韦（针对巨细胞病毒），继发细菌感染者应选择适当的抗生素。③免疫调节治疗，以阻断心肌炎发病中过度的免疫反应，减轻炎症，可短期使用大剂量激素［如给予甲泼尼龙 10～30 mg/(kg·d)，可抑制免疫反应，减轻免疫损伤，消除心肌和传导系统炎症和水肿］；可给予免疫球蛋白（1～2 g/d）调节免疫治疗，持续使用 5～7 天。④连续性肾脏替代治疗，用于合并急性肾功能不全者。⑤积极氧疗，以纠正低氧血症，必要时使用呼吸机进行机械通气。⑥心力衰竭的处理和辅助循环的支持，合并心力衰竭者酌情给予血管扩张药和正性肌力药；如出现心源性休克使用药物不能维持血压者，应考虑进行主动脉内球囊反搏（IABP）或体外膜氧合器（又称体外膜肺，ECMO），给予循环支持治疗，以挽救患者的生命。

〔陈雅琴　李向平〕

第七章　心力衰竭

112 什么是心力衰竭？

　　心脏相当于人体的血泵，它不断将含有丰富营养和氧气的血液泵至全身，以满足机体代谢的需要，同时将静脉回流的血液抽回至心脏，送到肺部进行气体交换，吸入氧气、排出二氧化碳。心力衰竭（又称心功能不全）也就是心脏的泵血功能下降，它是由于心脏的结构或功能异常导致心脏舒张或收缩功能受损所致的一组复杂的临床症候群。各种心脏疾病到了晚期阶段均可能出现心力衰竭，从而严重影响患者的活动能力，并显著增加患者死亡的风险。随着我国人口老龄化加剧以及高血压、冠心病等心血管疾病发病率的上升，我国人群中心力衰竭的患病率和患者数逐年增加。中国10省市20个城市和农村的15518人的调查显示，2000年中国35～74岁人群慢性心力衰竭患病率为0.9%，推算心力衰竭现患人数为450万。因此，心力衰竭不仅是目前影响我国人群健康的重要原因，也是日益突出的社会问题。

113 心力衰竭有哪些类型？

　　不同基础疾病、不同个体发生的心力衰竭并不一样，治疗上也有差异。因此，了解心力衰竭的分类，有利于对患者进行针对性的治疗。心力衰竭的分类有以下多种方法。

　　（1）按发生速度分类：可分为慢性心力衰竭和急性心力衰竭。前者为缓慢起病，病程较长，症状较轻，常见于原发性高血压、心脏瓣膜疾病、心肌病等；而后者起病较急，症状较重，见于急性心肌梗死、急性重症心肌炎等。但两者并非独立存在，慢性心力衰竭在诱发因素的作用下可急性加重而表现为急性心力衰竭，可称为慢性心力衰竭急性加重。

（2）按发生部位分类：可分为左心衰、右心衰以及全心衰3类。左心衰以呼吸困难为突出表现，多见于冠心病、原发性高血压、心脏瓣膜疾病。右心衰以水肿为突出表现，多见于肺源性心脏病、肺动脉高压等。全心衰即左右心都衰竭则兼有两者的表现，见于心肌病、心肌炎、心脏瓣膜疾病等。

（3）按心力衰竭产生的机制分类：可分为射血分数降低的心力衰竭、射血分数中间值心力衰竭和射血分数保留的心力衰竭。射血分数（EF）是反应心脏收缩功能的一项重要指标，通常用心脏超声的方法测定。

114 引起心力衰竭的原因是什么？

引起心力衰竭的原因是多方面的，归纳起来可分为基本病因及诱发因素。

（1）基本病因：即患者已存在的导致心功能下降的心脏疾病，包括以下几种。①原发性心肌损害：是由于心肌本身病变所致，如冠心病心肌缺血或心肌梗死、病毒性心肌炎、各种原发性心肌病、糖尿病性心肌病、甲状腺功能亢进性或减退性心肌病、心肌淀粉样变性等。②心脏负荷过重：见于高血压、肺动脉高压、各种心脏瓣膜疾病、各种先天性心脏病、贫血、肺栓塞和慢性阻塞性肺疾病等。

（2）诱发因素：凡是能够增加心脏负担、抑制心脏泵血和舒张功能的因素，都可作为心力衰竭的诱发因素，如上呼吸道感染和肺部感染、过多过快静脉输液、女性在妊娠期至临产期、各种急性发作的心律失常（如心房颤动、室上性或室性心动过速等）、不恰当停用抗高血压药或利尿药等、过度劳累、紧张、情绪激动、精神压力过大等。

115 心力衰竭有哪些表现？

心力衰竭时，由于心脏的泵血功能下降，常常出现以下3个方面的表现：

（1）组织器官供血不足的表现：心排血量减少可导致组织器官供血不足，如脑、肌肉和肾脏供血不足可出现头晕、乏力或体力明显下降、尿少等。心功能严重受损时，常伴有低血压和脉压差减小。

（2）肺循环淤血的表现：正常情况下，来自肺循环的血液是经肺静脉进入左心，由于左心泵血功能下降，使大量的血液淤积于肺循环中，从而影响肺部的气体交换，严重者甚至引起肺水肿。患者最常见的症状是呼吸困难，较轻者在体力活动时才出现气促，较重者轻微活动即感气促。由于平卧位时肺淤血加重，患者可出现夜间平躺后呼吸困难加重，而需要垫高枕头才能入睡；有的患者可出现夜间阵发性呼吸困难，即在熟睡中憋醒，感呼吸困难，被迫坐起后才能缓解，睡下去后因呼吸困难加重又被迫坐起，反复发生；更为严重者完全不能平躺，只能取坐位，即端坐呼吸。肺循环淤血时，患者也可表现为咳嗽、咳痰，甚至咯血。咯大量粉红色泡沫痰则见于急性左心衰肺水肿的患者，是病情危重的表现。

（3）体循环淤血表现：心脏收缩功能下降，血液的前向流动减少，还可使外周组织中的液体回流受阻，从而出现体循环淤血表现。患者常表现为双下肢水肿，随病情加重水肿可向上延伸。患者同时可有肝脏和胃肠道淤血的表现，如上腹部胀痛，食欲不振、恶心、呕吐等。严重者可出现腹水和胸腔积液，进一步加重患者腹胀和呼吸困难的症状。

116 心力衰竭如何诊断？

因为呼吸困难、水肿、乏力在其他疾病中也较为常见，医生要明确这些症状是否由心力衰竭所致，还需综合病因、病史、临床表现、实验室检查、超声心动图等检查来考虑。

（1）详细询问病史：了解患者是否存在能够导致心力衰竭的疾病或原因，如有无冠心病、高血压、糖尿病等，是否有长期大量饮酒史，是否有先天性心脏病，是否有心肌病家族史等。同时了解患者的症状和严重程度。

（2）体格检查：通过医生的仔细检查了解有无心脏扩大，心音是否正常，有无心脏杂音，肺部有无啰音，是否存在下肢水肿，有无肝大、颈静脉怒张等心力衰竭体征。

（3）实验室检查：主要是通过抽血化验，了解患者有无贫血、感染、电解质异常、肝肾功能、血糖、血脂、甲状腺功能等导致心力衰竭的病因或诱因。血浆 B 型利钠肽（BNP）或 N 末端 B 型利钠肽原（NT-proBNP）

水平测定对心力衰竭的诊断具有重要价值，如果 BNP 或 NT-proBNP 明显增高则支持心力衰竭的诊断。

（4）心电图检查：可提供有无心肌缺血、心肌梗死、心房心室肥大及心律失常等信息。

（5）超声心动图检查：可明确心脏大小、心脏及瓣膜的结构、心室壁运动情况，并定量检测心脏功能各指标、估测肺动脉压等。超声心动图检查是临床上心力衰竭诊断及病因鉴别的重要方法。

（6）胸部 X 线片：可提供心脏大小、肺淤血、肺水肿及原有肺部疾病的信息。

（7）其他特殊检查：主要适用于部分需要进一步明确病因的患者。例如，疑诊心肌病、心肌炎、心脏肿瘤（或肿瘤累及心脏）、心包疾病时，心脏 CT 或磁共振检查有助于明确诊断。冠状动脉造影适用于怀疑冠心病的患者。心肌活检有助于心肌炎和心肌浸润性病变的诊断。

117 心力衰竭如何治疗？

一旦发生心力衰竭，如果不进行规范的治疗其 5 年生存率与恶性肿瘤相仿，约 50% 的患者在诊断之后的 5 年内死亡。随着医学的进步，心力衰竭患者通过积极有效的治疗，不但可减轻症状、改善生活质量，而且能够降低死亡率，延长生存时间。心力衰竭的治疗方法包括以下几个方面。

（1）针对病因治疗：如心力衰竭有明确的病因应积极给予相应的治疗，往往心力衰竭能够得到纠正。如治疗高血压，通过药物、介入和冠状动脉移植术改善冠心病患者的心肌缺血，心脏瓣膜疾病及先天性心脏病经手术或介入治疗给予纠治等。

（2）一般治疗：

1）去除诱因：治疗感染、心律失常、贫血等心力衰竭促发因素。

2）监测体重：心力衰竭患者应每天定时测量体重（如在每天早上排空小便之后），这样患者可在出现明显水肿之前发现隐性水肿。如果在 3 天内体重增加 2 kg 以上，应考虑存在隐性水肿，提示体内有液体潴留，需要加用利尿药或加大利尿药的剂量，帮助排尿，减轻心脏的容量负荷，避免心力衰竭加重。

3）调整生活方式：有明显水肿的患者，要限盐限水，钠盐摄入量宜<2 g/d，液体摄入量（包括每天食物含水量、饮水量和静脉输液）宜限制在1.5~2.0 L/d。但轻度或没有明显症状的稳定期心力衰竭患者不主张严格限制钠的摄入。宜低脂饮食，戒烟，肥胖患者应减轻体重，严重心力衰竭伴明显消瘦者应给予营养支持。建议在医护人员指导下规律地进行有氧运动，将有助于改善心功能和提高生活质量。保持乐观心态也很重要。吸氧可用于有明显呼吸困难者，尤其适用于心力衰竭伴睡眠呼吸障碍的患者，无创通气加低流量给氧可改善睡眠时的低氧血症。

（3）药物治疗：药物治疗的目的在于防止心脏进行性扩大，改善患者的心功能，减轻心力衰竭症状和降低患者的死亡率。合理规范使用药物治疗，对于提高心力衰竭患者的生活质量，改善其预后具有很重要的作用。早期使用血管紧张素转换酶抑制药（ACEI）［或血管紧张素Ⅱ受体阻滞药（ARB）或血管紧张素受体脑啡肽酶抑制药（ARNI）］和β体阻滞药这一"黄金搭档"是防止心力衰竭发生发展的有效措施，必要时联合使用醛固酮受体拮抗药螺内酯可进一步改善患者的预后，我们将上述三者联合称之为"金三角"。规范使用黄金搭档或金三角是慢性心力衰竭患者治疗的基础（参见后面章节）。

（4）非药物治疗：对于药物治疗效果不佳者，需采用一些非药物治疗方法，包括心脏再同步化治疗（CRT）和植入式心脏复律除颤器（ICD）。除此之外，在急性心力衰竭中，主动脉内球囊反搏（IABP）、机械通气、血液超滤、ECMO及心室机械辅助装置的应用有助于短期辅助心脏功能，降低死亡率。对难治性终末期心力衰竭患者心脏移植可能是最终的有效治疗方法。

118 治疗心力衰竭常用的药物有哪些？

心力衰竭是一种慢性且不断进展的疾病，长期规范的药物治疗是心力衰竭治疗的关键。目前治疗心力衰竭的药物可分为以下两大类：

（1）改善症状的药物：如利尿药、强心药、血管扩张药，可减轻心脏负荷，增强心肌收缩力，缓解患者心力衰竭症状。

（2）改善预后的药物：改善预后也就是说通过治疗能够降低患者死亡

率、延长患者的寿命，这些药物包括 ACEI、ARB、ARNI、β 受体阻滞药和醛固酮受体拮抗药。

近年来还相继推出了一些新药，包括钙增敏剂左西孟旦、精氨酸加压素 V_2 受体拮抗药托伐普坦、重组人利钠肽新活素以及特异性窦房结 If 通道抑制药伊伐布雷定等，为心力衰竭的治疗提供了新的选择。

119 利尿药治疗心力衰竭的作用是什么？

利尿药通过排钠利尿，可减少心力衰竭患者体内的液体潴留，减轻心脏的容量负荷，从而迅速减轻心力衰竭患者气促、水肿等症状。利尿药适用于所有有症状的心力衰竭患者，是心力衰竭标准治疗中必不可少的组成部分，也是唯一能迅速改善症状的药物。

120 常用的利尿药有哪些？

常用的利尿药有以下 3 类：

（1）襻利尿药：常用的有呋塞米和托拉塞米。可静脉注射或口服，为强效利尿药，有利尿排钠和排钾作用，须注意低血钾的副作用。

（2）噻嗪类利尿药：以氢氯噻嗪为代表，为中效利尿药，有利尿排钠排钾作用，长期使用需注意电解质平衡。

（3）保钾利尿药：有氨苯蝶啶、阿米洛利、螺内酯等。利尿作用弱，有保钾作用，常与上述排钾利尿药联合使用加强利尿效果并预防低钾。

121 心力衰竭患者服用利尿药应注意什么？

在心力衰竭患者中，利尿药的合理使用很重要。如用量不足达不到满意疗效，使用过量则会导致血容量不足，增加发生低血压、肾功能不全和电解质紊乱的风险，甚至可能引起严重的心律失常危及患者生命。所以，心力衰竭患者服用利尿药期间应注意以下几点。

（1）用药剂量要适当：应从小剂量开始，逐渐增加剂量直至尿量增加，以体重每天减轻 0.5 ~ 1.0 kg/d 为宜。一旦症状缓解、病情控制，即以最小有效剂量维持，并根据液体潴留的情况随时调整剂量。需要强调的是，利尿药虽能有效改善症状，但并不能阻止心力衰竭病情的发展，还可能激活内源性神经内分泌系统，长期应用疗效会下降，故不宜单独应用，而应与ACEI或ARB以及β受体阻滞药联合应用，才能达到延缓和稳定病情的作用，病情稳定后应逐步减量，直至停用。

（2）应根据病情选药：首选襻利尿药如呋塞米或托拉塞米。急性或严重心力衰竭者宜先静脉用药，症状改善后改为口服。噻嗪类利尿药如氢氯噻嗪仅适用于有轻度液体潴留、伴有高血压而肾功能正常的心力衰竭患者。保钾利尿药如螺内酯、氨苯蝶啶、阿米诺利在排钠利尿的同时有保钾作用，但利尿效果不强，常与上述排钾利尿药合用。

（3）应注意监测电解质：电解质紊乱是长期使用利尿药最容易出现的不良反应，如低钾血症、低镁血症、低钠血症，严重者可诱发恶性心律失常等危及生命的情况。因此，使用利尿药期间需定期检测电解质，以便及时发现异常并予及时纠正。

122 新型利尿药托伐普坦在心力衰竭患者中如何使用？

新型利尿药托伐普坦（商品名苏麦卡）是由日本大冢公司开发，2009年美国批准上市的首个口服精氨酸加压素 V_2 受体拮抗药。托伐普坦与上述常用的利尿药有什么不同？在心力衰竭患者中如何使用呢？

首先让我们来了解一下精氨酸加压素。精氨酸加压素又称血管加压素、抗利尿激素，是体内一种强效的抗利尿激素，在调节人体水的吸收、体液渗透压、血容量、血管收缩和血压方面起关键作用。精氨酸加压素与肾脏上的 V_2 受体结合可产生抗利尿作用，减少机体的水从尿液中排出。心力衰竭患者出现的全身血管收缩和稀释性低钠血症，部分与循环精氨酸加压素水平异常升高有关。托伐普坦通过拮抗精氨酸加压素对肾脏 V_2 受体的作用，产生明显的利尿效果，其特点是排水不排钠，能缓解患者体液潴留症状，使低钠血症患者的血钠正常化，同时纠正高容量患者的水肿症状，提高生活质量，降低死亡率。

托伐普坦主要适用于襻利尿药等其他利尿药（单用或合用）治疗效果不理想的尤其是伴低钠血症或伴肾功能损害的心力衰竭患者。起始剂量每天口服 1 次，每次 7.5~15 mg；最大剂量 60 mg/d，常用剂量 7.5~30 mg/d。应根据患者用药后的症状和尿量情况调整药物剂量。

123 重组人脑利钠肽治疗心力衰竭的作用是什么？如何使用？

重组人脑利钠肽是一种通过重组 DNA 技术合成的分子质量为 3464 U 的重组人脑利钠肽。它与人体自身分泌的一种内源性多肽——脑利钠肽的结构和作用完全相同。该药主要作用有两个方面：一是扩张静脉和动脉，从而能够降低心脏的前、后负荷；二是促进钠排泄和利尿。它是天然的神经内分泌拮抗因子，具有抑制肾素-血管紧张素-酮固酮系统和交感神经系统、对抗心脏重构的作用。

该药目前只有静脉注射剂，临床应用表明对于急性心力衰竭患者安全，可明显改善患者血流动力学和呼吸困难的相关症状，主要适用于急性心力衰竭和慢性心力衰竭急性加重患者的治疗。推荐的常用剂量是先给予静脉注射 1.5 μg/kg 的负荷剂量，然后以 0.0075 μg/(kg·min) 的速度连续静脉滴注维持 24~72 小时，也可根据病情需要适当延长用药时间。用药期间应密切监测血压。

124 心力衰竭患者血压不高为什么也使用抗高血压药？

这个问题问得好，也是很多心力衰竭患者感到疑惑的问题。要回答这个问题让我们从心力衰竭治疗策略的变迁谈起吧。心力衰竭的治疗策略变迁经历了以下 3 个阶段。

（1）解剖学阶段：在 20 世纪 70 年代以前，人们认为心脏解剖结构异常所致的心肌收缩力减弱和液体潴留是心力衰竭的主要因素，治疗策略的核心是使用洋地黄类药物增强心肌收缩力和利尿药减少液体潴留，经治疗后虽然能够暂时减轻患者的症状，但并不能阻止心力衰竭的进展，患者因心力衰竭加重反复住院，且住院死亡率较高。

（2）血液动力学阶段：20 世纪 70 年代至 90 年代，认为心力衰竭时心肌收缩力下降，心脏的前后负荷增加等血液动力学异常是造成心力衰竭的重要因素，而采用强心、利尿、血管扩张药治疗，心力衰竭住院患者静脉使用血管扩张药酚妥拉明、硝酸盐类药物和硝普钠等，并开发了非洋地黄类的正性肌力药（即强心药）如多巴酚丁胺、米力农等静脉制剂，尽管经过上述治疗可暂时改善患者的心功能，减轻患者的症状，但仍然不能阻止心力衰竭的进展，患者的心脏仍在不断扩大，心功能出现进行性下降，心力衰竭患者仍有很高的死亡率。

（3）神经内分泌阶段：20世纪90年代之后，人们认识到心力衰竭是交感神经和肾素-血管紧张素-醛固酮这些神经内分泌系统的过度激活所致的心肌重构是引起心力衰竭发生和不断发展的关键因素。心力衰竭时，心排血量减少可激活人体的神经内分泌系统，促进儿茶酚胺、肾素、血管紧张素、醛固酮等生物活性物质释放增加，可产生增强心肌收缩力、加快心率、收缩血管、增加血容量等代偿作用，以维持正常的心排血量。而实际上，这种代偿及持续作用，反而会增加心脏负担，加重心肌损害，结果使心肌发生纤维化、心肌细胞凋亡、心肌肥大增生、心脏进行性扩大等心肌重构改变，致使患者的心功能进行性下降，这样反过来又进一步激活神经内分泌系统，形成恶性循环。只有打断此恶性循环，才能延缓或逆转心肌重构，防止心力衰竭进展。目前心力衰竭治疗是以血管紧张素转换酶抑制药（ACEI）或血管紧张素Ⅱ受体拮抗药（ARB）、β受体阻滞药、醛固酮受体拮抗药等神经内分泌拮抗药为核心。而且大量临床研究已经证实通过神经分泌拮抗治疗，不但能减轻心力衰竭患者的症状，还能逆转心肌重构，防止心脏扩大，阻止心力衰竭进展，降低患者的住院率和死亡率，改善患者的长期预后。

目前用于心力衰竭治疗的ACEI、ARB、β受体阻滞药和醛固酮受体拮抗药均有降压作用，但它们用于治疗心力衰竭的目的并不是降压，而是为了防止心力衰竭进展，改善患者的预后。因此，心力衰竭患者血压不高甚至偏低也要尽可能长期坚持使用这些药物，擅自减量或中断服药均有导致病情复发或加重的可能，应在有经验的医生指导下调整用药方案。

125 ACEI 类药物治疗心力衰竭的作用是什么？

如前所述，肾素-血管紧张素-醛固酮系统的过度激活是促进心力衰竭发生和进行性发展的主要机制之一。血液中血管紧张素要产生作用需从血管紧张素原转换成血管紧张素Ⅰ，在血管紧张素转换酶（ACE）的作用下再转换成有活性的血管紧张素Ⅱ，ACE同时可促进缓激肽的降解。血管紧张素转换酶抑制药（ACEI）通过抑制ACE，产生以下两方面的作用：①减少血管紧张素Ⅰ转化成为具有强烈收缩血管作用的血管紧张素Ⅱ，抑制心脏组织肾素-血管紧张素-醛固酮系统激活。②减少缓激肽的降解，产生扩张血管和抗组织增生的作用。大量研究证据表明，ACEI能降低心力衰竭患者的住院风险和死亡率，改善患者的症状和运动能力。国内外心力衰竭指南均强调，除非有禁忌证或不能耐受，所有心力衰竭患者必须且应终身服用ACEI类药物。其代表药物有依那普利、福辛普利、培哚普利、雷米普利、贝那普利等。

126 心力衰竭患者服用 ACEI 应注意什么？

ACEI适用于所有左心室射血分数降低的心力衰竭患者，且必须终身使用，除非有禁忌证或不能耐受（表7-1）。心力衰竭患者服用ACEI治疗期间应注意以下几点：

（1）从小剂量开始，逐渐递增，直至达到目标剂量。尤其对于血压偏低的患者，起始剂量过大，易引起低血压。一般每隔1~2周剂量可增加1倍，药物剂量调整最好在医生指导下进行。调整到目标剂量或该患者合适的剂量后，应终身维持使用，避免突然撤药。

表7-1 慢性心力衰竭常用ACEI及其剂量

药　物	初始剂量	目标剂量
卡托普利	6.25 mg，3 次/d	50 mg，3 次/d
依那普利	2.5 mg，2 次/d	10 mg，2 次/d
福辛普利	5 mg，1 次/d	20~30 mg，1 次/d
赖诺普利	5 mg，1 次/d	20~30 mg，1 次/d
培哚普利	2 mg，1 次/d	4~8 mg，1 次/d
雷米普利	1.25 mg，1 次/d	10 mg，1 次/d
贝那普利	2.5 mg，1 次/d	10~20 mg，1 次/d

（2）注意监测药物不良反应。ACEI 常见不良反应有咳嗽、低血压、肾功能恶化、高血钾和血管性水肿。若咳嗽不可耐受，可换用血管紧张素 Ⅱ 受体拮抗药（ARB）。使用期间应监测血压、血钾和肾功能。禁用于双侧肾动脉狭窄患者和妊娠妇女。以下情况慎用：①血肌酐 >221 μmol/L（2.5 mg/dL）；②血钾 >5.5 mmol/L；③收缩压 <90 mmHg 的症状性低血压；④左心室流出道梗阻（如主动脉瓣狭窄、梗阻性肥厚型心肌病）。

127 ARB 类药物治疗心力衰竭的作用是什么？

ARB 类药物即血管紧张素 Ⅱ 受体的拮抗药阻断或减弱因受体过度兴奋导致的血管收缩、水钠潴留、组织增生、纤维化、促进细胞坏死和凋亡等不良作用，从而防止心肌重构，阻止或延缓心力衰竭的发生发展，此作用与 ACEI 有相似之处。ARB 尽管不像 ACEI 可增加缓激肽水平，能发挥对心脏有益的效应，大量研究表明 ARB 治疗心力衰竭的疗效与 ACEI 相当，可逆转心肌重构，降低患者的死亡率。因 ARB 的研究证据没有 ACEI 类药物多，目前还没有证据表明 ARB 优于 ACEI，一般推荐优先使用 ACEI，不能耐受 ACEI 的患者改用 ARB。已有研究证据证明治疗心力衰竭有效的药物包括坎地沙坦、缬沙坦和氯沙坦。（表 7 - 2）

表 7 - 2　慢性心力衰竭常用 ARB 及其剂量

药　物	初始剂量	目标剂量
坎地沙坦	4 mg，1 次/d	32 mg，1 次/d
缬沙坦	40 mg，1 次/d	160 mg，2 次/d
氯沙坦	25～50 mg，1 次/d	150 mg，1 次/d

128 心力衰竭患者服用 ARB 应注意什么？

与 ACEI 类药物一样，ARB 适用于所有左心室射血分数降低的心力衰竭患者，推荐用于不能耐受 ACEI 的患者。然而，我国患者使用 ACEI 出现咳嗽的不良反应常见，ARB 的此类副作用较少，首先选用 ARB 也是可以考虑的。

心力衰竭患者服用 ARB 应注意从小剂量开始使用，逐步将剂量增至目标剂量或可耐受的最大剂量。ARB 使用的注意事项、不良反应及禁忌证与 ACEI 相似，开始应用及改变剂量的 1~2 周内，应监测血压、肾功能和血钾。

129 沙库巴曲缬沙坦在心力衰竭治疗中的作用是什么？

20 世纪 90 年代以来，心力衰竭治疗虽然取得了很大的进步，但心力衰竭患者的住院率和死亡率仍较高，因此迫切需要开发新型的心力衰竭治疗药物。血管紧张素受体-脑啡肽酶抑制药在 2015 年被美国批准上市后，2017 年 7 月即获批在中国上市。

沙库巴曲缬沙坦（诺欣妥）是由诺华公司研发团队开发出来的全球首个血管紧张素受体-脑啡肽酶抑制药。它是缬沙坦和沙库巴曲两者结合形成的化合物，具有两方面的作用。一方面是缬沙坦抑制肾素-血管紧张素-醛固酮系统的作用，另一方面是沙库巴曲抑制脑啡肽酶作用。研究表明，脑啡肽酶能够降解人体血液中的多种血管活性肽，如利钠肽、缓激肽和肾上腺髓质素等。沙库巴曲通过抑制脑啡肽酶，可升高上述内源性血管活性肽水平，发挥扩张血管、利尿排钠、抑制交感神经张力、抑制心肌重构等有益作用。沙库巴曲与缬沙坦联合可产生协同效应，更好地发挥抗心力衰竭作用。

国内外心力衰竭指南均推荐，对于心功能 II~III 级、有症状的左心室射血分数降低心力衰竭患者，若能够耐受 ACEI/ARB，推荐以沙库巴曲缬沙坦替代 ACEI/ARB，以进一步减少心力衰竭的发病率及死亡率。

130 β受体阻滞药治疗心力衰竭的作用是什么？

兴奋心肌细胞上的 β 受体，可增强心肌的收缩力。而 β 受体阻滞药可阻滞 β 受体，对心肌收缩力产生抑制作用，因此以往 β 受体阻滞药被列为心力衰竭治疗的禁忌用药。后来的研究发现，慢性心力衰竭患者由于长期存在交感神经系统的过度激活，心肌细胞上的 β 受体处于持续兴奋状态，相当于疲马加鞭，反而可加重心肌的损害，促进心力衰竭的发生与发展，同时患者心肌细胞上的 β 受体出现下调，心肌收缩功能下降。通过使用 β 受体阻滞药治疗，可抑制交感神经的过度激活，让疲劳的心肌得以休息，阻止心力衰竭的恶化，恢复 β 受体的正常功能。尽管短期使用 β 受体阻滞药可产生心肌抑制作用，但长期应用不仅可改善心功能，还能延缓或逆转心肌重构，显著降低患者的死亡率。多项大型临床研究表明，长期使用 β 受体阻滞药治疗可改善慢性心力衰竭患者的症状和生活质量，降低死亡、住院和猝死的风险。它与 ACEI 或 ARB 类药物合用被称为心力衰竭治疗的"黄金搭档"，可产生协同的有益效应。临床研究证明有效的药物包括美托洛尔、比索洛尔和卡维地洛等。（表 7-3）

表 7-3　慢性心力衰竭常用的 β 受体阻滞药及其剂量

药　物	初始剂量	目标剂量
琥珀酸美托洛尔	11.875 ~ 23.75 mg，1 次/d	190 mg，1 次/d
比索洛尔	1.25 mg，1 次/d	10 mg，1 次/d
卡维地洛	3.125 mg，2 次/d	25 mg，2 次/d
酒石酸美托洛尔	6.25 mg，2 ~ 3 次/d	50 mg，2 ~ 3 次/d

131　心力衰竭患者服用 β 受体阻滞药应注意什么？

鉴于 β 受体阻滞药在使用早期对心肌收缩力有一定的抑制作用，对于急性心力衰竭或严重心力衰竭病情尚不稳定的患者不宜使用。而对于病情相对稳定的慢性心力衰竭患者都必须长期使用 β 受体阻滞药，除非有禁忌证或不能耐受。心力衰竭患者服用 β 受体阻滞药应注意以下几点：

（1）从小剂量开始，逐步争取达到目标剂量或最大可耐受剂量。起始剂量一般为目标剂量的 1/8，每隔 2 ~ 4 周剂量递增 1 次，滴定的剂量及过程需根据患者的具体情况而定，住院期间在医生严密监测下可适当加快滴定速度。通常以心率降至 55 ~ 60 次/min 的剂量为 β 受体阻滞药应用的目标剂量或最大可耐受剂量，避免突然撤药。

（2）掌握用药禁忌证：心原性休克、严重心动过缓、二度及以上房室阻滞、支气管哮喘急性发作期患者禁用 β 受体阻滞药。既往有哮喘病史，近期未发作者，可谨慎尝试。

（3）严密监测药物不良反应：用药期间应严密监测血压、心率和心力衰竭相关症状的变化。β受体阻滞药常见不良反应如下。①低血压：一般出现于首次用药或加量的24~48小时内，通常无症状，常可自动消失。低血压发生后首先考虑停用可影响血压的其他药物如硝酸酯类、钙拮抗药或其他不必要的血管扩张药。也可暂时将ACEI减量或考虑减少利尿药药量。如低血压伴有头晕等明显症状，则应将β受体阻滞药减量或停用。②出现液体潴留和心力衰竭恶化：可加大利尿药的用量，如病情恶化且考虑与β受体阻滞药应用或加量相关，宜暂时减量或退回至前一个药量。③心动过缓或房室阻滞：如心率低于55次/min，或伴有眩晕等症状，或出现二度或三度房室阻滞，应减量甚至停药，并严密监测心率。

132 螺内酯治疗心力衰竭的作用是什么？

研究已证实，在使用ACEI/ARB、β受体阻滞药的基础上再加用醛固酮受体拮抗药，可使心功能Ⅱ~Ⅳ级的左室射血分数降低心力衰竭患者进一步获益，可进一步降低全因死亡、心血管死亡、猝死和心力衰竭住院风险。ACEI/ARB/沙库巴曲缬沙坦、β受体阻滞药和醛固酮受体拮抗药三类药物联合则构成心力衰竭治疗的"金三角"。醛固酮受体拮抗药的代表药物包括螺内酯和依普利酮。螺内酯是临床上常用的保钾利尿药，但在心力衰竭患者中长期使用的目的不是利尿，而主要是对抗醛固酮对心脏的不利作用，改善心力衰竭患者的预后。目前推荐用于已使用ACEI/ARB/ARNI和β受体阻滞药治疗后仍有症状的慢性心力衰竭患者以及急性心肌梗死后左室射血分数≤40%，有心力衰竭症状或合并糖尿病者。

133 心力衰竭患者服用螺内酯应注意什么？

螺内酯通过拮抗醛固酮产生保钾利尿作用，但其用于治疗心力衰竭的益处主要不是利尿，而是对抗RAAS的激活，改善心力衰竭患者的长期预后，应用时注意事项如下：

（1）有适应证的心力衰竭患者应长期使用。

（2）不推荐使用大剂量：初始剂量10~20 mg，1次/d，目标剂量20~

40 mg，1 次/d。

（3）用药期间注意监测肾功能和血钾：由于螺内酯有保钾作用，血钾>5.5 mmol/L 者不宜应用。肾功能不全者也不宜使用，以免引起高钾。通常与襻利尿药合用，避免同时补钾及食用高钾食物，除非有低钾血症。使用醛固酮受体拮抗药治疗后 3 天和 1 周应监测血钾和肾功能，前 3 个月每月监测 1 次，以后每 3 个月 1 次。如血钾>5.5 mmol/L，应减量或停用。螺内酯可引起男性乳房疼痛或乳房增生症，通常停药后症状消失。

134 伊伐布雷定适用于哪些心力衰竭患者？

正常人心跳的节律和频率是由窦房结支配，医学上称为窦性心律。伊伐布雷定是心脏窦房结起搏电流（If）的一种选择性抑制剂，可降低窦房结发放冲动的频率，从而减慢心率。心力衰竭时，由于交感神经兴奋性增高，心率加快，心肌的耗氧量增加，可加重心肌损伤。临床上观察到，心力衰竭患者心率在 70 次/min 以上时，随着心率的加快，患者的死亡率增加。窦性心律的心力衰竭患者在使用"金三角"等常规治疗的基础上，如果心率仍≥70 次/min，加用伊伐布雷定能进一步降低心力衰竭死亡和心力衰竭恶化住院的风险，患者左心室功能和生活质量均显著改善。所以，伊伐布雷定主要适用于已接受"金三角"治疗，β 受体阻滞药已达到推荐的药量或最大的耐受药量或者不能耐受 β 受体阻滞药，心率仍≥70 次/min 且有症状的慢性心力衰竭患者。

135 什么是正性肌力药？ 新型正性肌力药左西孟旦有什么优势？

正性肌力药（又称强心药）就是能增强心肌收缩力的药物，此类药物包括洋地黄类和非洋地黄类，主要适用于口服药物治疗效果不佳的严重心力衰竭患者。

（1）洋地黄类药物：目前常用的洋地黄类药物包括静脉使用的西地兰和口服制剂地高辛。此类药物历史悠久，1785 年就开始用于心力衰竭的治疗，经典的地高辛已应用 200 多年了。近年来的一些研究提示洋地黄类药物治疗心力衰竭的主要益处是改善心力衰竭的临床症状，减少慢性心力衰竭患者的住院率，但对死亡率没有影响，甚至有可能增加死亡率。随着心力衰竭治疗的进展，洋地黄的临床应用已明显减少，目前主要用于合并快速心率房颤的心力衰竭患者或常规心力衰竭治疗效果不佳的患者。

（2）非洋地黄类正性肌力药：包括静脉使用的多巴胺、多巴酚丁胺、米力农、左西孟旦等。临床研究观察到，多巴胺、多巴酚丁胺及米力农短期使用可改善患者的心功能，减轻心力衰竭症状，但长期使用有增加患者死亡率的风险，因此不宜长期使用。

左西孟旦是一种新型的正性肌力药，兼有心肌收缩力增强作用和抗缺血及血管扩张作用。与其他正性肌力药相比，其突出的优点是增加心肌收缩力而不增加心肌耗氧量，不易导致恶性心律失常，不增加死亡率。左西孟旦主要适用于传统方案疗效不佳的严重收缩功能降低的心力衰竭患者。

136 慢性心力衰竭患者服用地高辛应注意什么？

地高辛在适合的剂量时有强心作用，但使用过量容易产生毒副作用，甚至产生致命性的严重后果。因此，心力衰竭患者服用地高辛期间应注意以下几点：

（1）应使用小剂量：一般 0.125～0.25 mg/d，对于 70 岁以上或肾功能不全者剂量减半。

（2）需强调个体化原则：地高辛的治疗剂量与中毒剂量比较接近，血药浓度超过了治疗浓度时可出现中毒反应。而地高辛的血药浓度易受到诸多因素的影响，不仅与个体差异有关，而且与患者正服用的其他药物、肾功能情况等有关，因此不要自己随意加量，应在医生指导下调整用药剂量。

（3）治疗期间注意观察中毒反应：地高辛中毒主要表现如下。①各种心律失常：最常见为室性早搏，多表现为二联律；亦可见房性或交界性心动过速和房室阻滞引起心动过缓等；②胃肠道症状：如厌食、恶心、呕吐；③神经精神症状：如视觉异常、昏睡及精神错乱。不典型者仅表现头痛、头晕、嗜睡、口周及双手感觉异常等。如出现上述表现，应暂时停药，尽早到医院就诊，以避免更严重的情况发生。

137 心力衰竭控制了可以停药吗？

心力衰竭是心血管疾病的最后战场，也是一个迄今尚未攻克的堡垒。通过及时、积极的治疗，多数心力衰竭患者的症状可得以缓解，甚至扩大的心脏可以恢复正常。如果导致心力衰竭的心脏病能够得到完全根治（如多数先天性心脏病、一些瓣膜性心脏病通过介入或外科手术得到矫治），患者结构异常的心脏已恢复正常，则不需要长期服药。但有很多心脏病目前还没有根治的办法，如扩张型心肌病、高血压心脏病、心肌梗死后所致的心力衰竭等，通过药物等治疗后尽管心力衰竭症状完全缓解，心脏功能恢复正常，但其基本病因并未消除，此时停药的话，缩小的心脏将会再度扩大，心脏功能也会逐步下降，从而导致心力衰竭复发。而且心力衰竭复发有可能使治疗的难度加大。因此，心力衰竭控制后仍应坚持服药，并且应维持原来药物的剂量，不能自行减量，以延缓或阻止心力衰竭的进展，延长患者寿命。

138 什么是心脏再同步化治疗？

正常情况下，心脏的左、右心室几乎同步收缩和舒张，这种左、右心室的协调同步工作对保证心脏正常的泵血功能起到了重要的作用。当心力衰竭患者出现左心室显著扩大，尤其是伴有左束支阻滞时，左心室的收缩就会显著延迟，而发生左、右心室收缩不同步的现象，这样则进一步降低了心脏的排血效力。心脏再同步化治疗（CRT）是通过植入一个人工心脏三腔起搏器（这种起搏器与传统心脏起搏器不同的是，除了在右心房和右心室各植入了 1 根电极之外，还增加了 1 根左心室起搏电极），以达到同时起搏左、右心室，恢复左、右心室收缩的同步性，减轻二尖瓣的反流，增加心肌泵血能力，改善患者的心功能的目的。

CRT 主要适用于慢性心力衰竭患者在药物优化治疗至少 3 个月后仍存在以下情况者，以改善症状及降低死亡率：窦性心律，QRS 波群时限 ≥130 毫秒，左束支阻滞，左心室射血分数 ≤35% 的症状性心力衰竭患者。植入了 CRT 的患者，仍需长期坚持服药并优化药物治疗，以达到最佳的治疗效果。

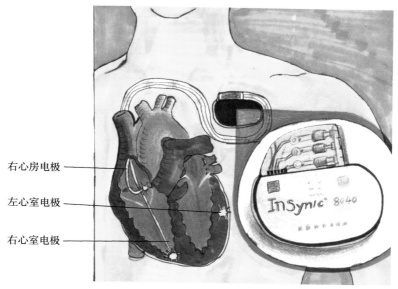

右心房电极

左心室电极

右心室电极

心脏三腔起搏器示意图

139 什么是 CRT-D? 什么情况下需要安装 CRT-D?

心力衰竭患者除了有心脏收缩不同步的问题之外,往往还容易突然发作恶性的室性心律失常,严重的患者可发生心脏性猝死。CRT-D 中的 CRT 是指心脏再同步化治疗,D 是指可植入至体内的埋藏式复律除颤器(ICD)。ICD 能识别室性心动过速、心室扑动或颤动等致命性的心律失常,并能自动放电终止上述恶性心律失常,挽救患者生命。CRT-D 是整合了 CRT 装置和 ICD 装置的功能于一身的心脏植入装置,既能起到心脏再同步化以改善心功能的作用,又能最大限度地预防心脏性猝死,降低患者的死亡率。

对于有 CRT 适应证并且有发生室性恶性心律失常的猝死高风险的心力衰竭患者应考虑植入 CRT-D,包括曾发生过恶性室性心律失常或心搏骤停的心力衰竭患者;左心室射血分数≤35%,NYHA 心功能 II 或 III 级的患者;或左心室射血分数≤30%,心功能 I 级的心力衰竭患者。

〔吴陈璐 李向平〕

第八章　心律失常

140 什么是窦性心律?

心脏的机械活动是由电活动来控制的，而电活动由心脏特定的传导系统来调控。把心脏比作一间房子的话，传导系统就好比是房子的电路。在心脏的电活动当中，窦房结充当着"司令官"的角色，因为正常心电活动的指令（电冲动）是由窦房结发出的。窦房结发出电冲动之后，首先激动心房，使心房收缩；同时窦房结的冲动可通过心房内的传导通路（分为前、中、后结间束）传到房室交界区即房室结，在房室结内缓慢传导，继而传到希氏束，最后通过左右束支分别激动左、右心室的浦肯野纤维，使左、右心室同步收缩。窦房结每发放 1 次冲动，心脏就跳动 1 次，在医学上称为窦性心律。由此可见，正常人的心律就是窦性心律。

在安静清醒状态下，大多数正常成年人的心率为 60～100 次/min，小儿的心率略快一些。当心率超过 100 次/min 时，称为心动过速；心率低于 60 次/min 时，称为心动过缓。

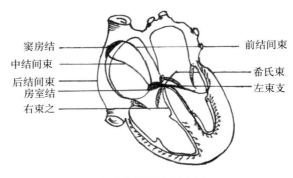

窦房结 —————
中结间束 —————
后结间束 —————
房室结
右束之 —————
————— 前结间束
————— 希氏束
————— 左束支

心脏传导系统示意图

141 什么是心律失常？

心律失常就是心脏电的活动起源和（或）传导发生异常所引起的心脏节律紊乱，主要表现为心动过速、心动过缓和心律不齐。心律失常包括电活动的起源异常（如窦房结本身的电活动异常或电活动的起源产生于窦房结以外）和电活动的传导异常（如传导缓慢、受阻或经异常通道传导）。把窦房结比作"司令官"，心律失常就是"司令官"发出了错误的指令，或者有人取代了"司令官"发号施令，或者是"司令官"的命令未能正常下达。

142 常见的心律失常有哪些？

常见的心律失常可分为心电活动起源异常和心电活动传导异常两类。

（1）心电活动起源异常：常见的有以下几种。①窦性心律失常：包括窦性心动过缓、窦性心动过速、窦性心律不齐、窦性停搏以及病态窦房结综合征；②房性心律失常：包括房性早搏、房性心动过速、心房扑动、心房颤动；③房室交界性心律失常：包括房室交界性早搏、房室交界性逸搏和逸搏心律、非阵发性交界性心动过速、房室交界区参与的折返性心动过速（房室结折返性心动过速及房室折返性心动过速）等；④室性心律失常：包括室性早搏、室性心动过速、尖端扭转型室性心动过速、心室扑动、心室颤动。

（2）心电活动传导异常：常见的有以下几种。①心脏传导阻滞：包括窦房阻滞、房室阻滞及室内阻滞（左束支或右束支阻滞、左前或左后分支阻滞，以及双束支阻滞、双分支或三分支阻滞）；②房室间传导异常：如预激综合征。

143 心律失常是什么原因引起的？

心律失常可由多种因素所致，其中最常见的原因是各种心脏病、电解质紊乱、药物中毒和自主神经功能紊乱等。

（1）各种心脏病：如冠心病、风湿性心脏病、高血压心脏病、瓣膜性心脏病、先天性心脏病、心肌炎、心肌病等常合并心律失常。

（2）某些非心脏疾病因素：如电解质紊乱（高钾血症或低钾血症等）、甲状腺功能亢进、贫血、低血糖、大量失血、高热（体温升高 1 ℃，心率会增快 15～20 次）、手术麻醉、铅中毒、乌头碱中毒等。

（3）其他因素：一些药物可导致心律失常，如肾上腺素、异丙肾上腺素、氨茶碱、阿托品等药物。此外，精神因素也可导致心律失常，其中自主神经功能紊乱最为常见，如神经衰弱、围绝经期综合征、惊恐或过度兴奋等。还有一些生活中的诱因也不容忽视，如剧烈运动、过度疲劳、喝浓茶、烟酒刺激、情绪激动及冷饮等，都可引发心律失常。

144 心律失常有什么危害？

不同类型的心律失常，对人体的影响也不相同，轻者无害，重者可能致命。

一般而言，没有症状的窦性心动过缓（心率>50 次/min）、窦性心律不齐、偶发房性早搏、偶发室性早搏等，可见于正常人，对身体没有任何不良影响。心室扑动或心室颤动、持续性室性心动过速等恶性心律失常可导致患者出现血压下降、头晕、黑矇、晕厥，甚至猝死。病态窦房结综合征或高度房室阻滞等严重缓慢性心律失常也会导致患者头晕、乏力、活动能力下降、晕厥，甚至心搏骤停。有些阵发性室上性心动过速短期发作对人体无明显影响，发作时可导致患者心悸、胸闷、气促、头晕等不适，数分钟后自行缓解，未发作期间活动不受限制。但是如果心动过速持续时间较长，且反复发作，则可引起心脏扩大，心力衰竭，医学上称为心动过速性心肌病。持续的心房颤动是临床上常见的心律失常，不但可导致患者出现心动过速性心肌病，由于其心房内容易出现血栓，一旦血栓脱落还可引起脑梗死等血栓栓塞的并发症。因此，认识心律失常的危害对于指导治疗很有帮助。

145 心律失常患者有什么症状？

心悸又称心冲或心慌，是心律失常患者最常见的症状。不论是心动过速还是心动过缓，心跳的节律或（和）频率发生了明显的改变，患者主观上都可能会有"心跳沉重""心脏要跳出喉咙口""心脏停跳""心脏乱跳"等感觉，上述表现统称为心悸。

心跳节律或（和）频率的异常可以使心排血量下降，导致重要脏器如心脏、大脑供血不足，患者可出现胸闷、胸痛、憋气、气急、头晕、黑矇、疲乏无力、手足发凉等缺血缺氧症状，严重的患者甚至可以出现晕厥、神志不清等表现。

也有的患者感到心烦意乱、注意力不集中、情绪紧张等。

146 如何诊断心律失常？

大多数心律失常可通过下列方法得以明确的诊断。

（1）病史和体格检查：对于有心悸、胸闷、黑矇、晕厥表现者，应想到心律失常的可能。另外，医生可通过体格检查如心脏听诊来了解患者的心率和节律有无异常，对某些心律失常的诊断提供帮助。

（2）心电图检查：心电图检查是诊断心律失常最重要的无创伤的检查方法。包括常规 12 导联心电图、心电图运动负荷试验、动态心电图和心率变异性分析等。常规 12 导联心电图记录时间较短，对于间歇性发作的心律失常容易漏诊。有时为明确诊断的需要，医生建议患者进行动态心电图检查，以记录 24 小时或更长时间的心电活动情况，这样可大大提高心律失常的检出率。

（3）食管心电图：由于食管毗邻左心房后壁，经食管插入电极导管并置于心房水平时，能清晰地记录到心房电位，有助于某些室上性和室性心律失常的诊断与鉴别诊断。

（4）经食管心房调搏术：通过插入食管电极至心房水平，进行程序电刺激有助于某些心律失常的诊断和鉴别诊断，并可通过心房快速起搏或程序电刺激治疗某些快速室上性心律失常。

（5）心脏电生理检查：是一种有创性的方法，经导管将电极插入心脏，记录心内心电图、标测心电图和应用各种特定的电脉冲刺激，藉以诊断和研究心律失常。对于窦房结、房室结功能评价、预激综合征旁路定位、室上性心动过速和室性心动过速的机制研究以及筛选抗心律失常药和拟定最佳治疗方案，均有实际重要意义。有助于确立心律失常的类型，通过心腔内电刺激诱发和终止心律失常，了解心律失常的起源部位及其发生机制，确立心律失常的诊断，是诊断某些心律失常的金标准。

147 什么是动态心电图？

动态心电图是通过一种小型便携式记录器，在患者日常生活状态下连续 24 小时或更长时间记录其心电活动的全过程，并借助计算机进行分析处理，以发现在常规心电图检查时不易发现的心律失常和心肌缺血等，为疾病的诊断、治疗及疗效判断提供重要的客观依据。最早的动态心电图仪于 1949 年首创，又称 Holter 心电图。与常规心电图相比，该检查的优点是记录的时间较长，且患者在检查过程中日常工作与活动均不受限制，这样则更容易发现患者活动或睡眠状态下发生的心律失常或心肌缺血等心电异常，以便了解患者胸闷、胸痛、心悸、晕厥等症状的发生是否与心肌缺血或心律失常有关。目前动态心电图检查已广泛应用于心律失常的定性定量诊断，心悸、气促、头晕、晕厥、胸痛等症状性质的判断，心肌缺血的诊断和评价，心肌缺血及抗心律失常药疗效的评价，心脏病患者预后评价等。

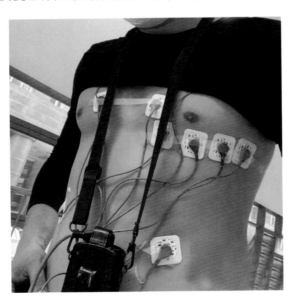

Holter 心电图

148 长程动态心电图有什么特点？其适用于什么情况？

目前在大多数医院常规开展的是 24 小时动态心电图检查，但对于症状发作不频繁，如数天或数周甚至数月才发作一次的患者，24 小时的心电图记录常常难以捕捉到患者发病时的心电图情况。为满足临床需要，近年来国内外已研发出多种长程动态心电图检查产品，可记录 24 小时以上甚至数年的全程心电活动情况。此类新仪器主要有以下几种：①无线单片式长程动态心电记录仪，可记录长达 30 天的全程心电活动，有体积小、安装简易、耗电量低、携带方便等优点；②心电事件记录仪，可记录发生心律失常前后的心电图，通过直接回放或经电话或互联网实时记录心电图传输至医院或医生；③皮下植入循环心电记录仪，能持续监测患者心电活动达 36 个月。这些长程动态心电图检查主要适用于心悸、胸闷、头晕、晕厥等症状发作不频繁、原因未明而可能系心律失常所致的患者。医生可根据患者情况来选择上述不同的检查方法。

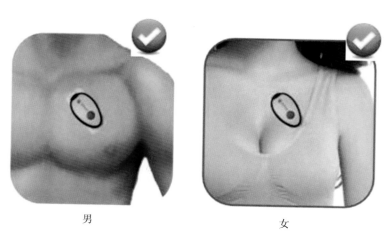

男　　　　　　　　　　女

无线单片式长程动态心电记录仪示意图

149 心律失常如何治疗？

心律失常的治疗包括一般治疗、药物治疗和导管消融及心脏起搏器植入等治疗方法。

（1）一般治疗：①积极治疗引发心律失常的基础疾病如冠心病、高血压、心力衰竭、甲状腺功能亢进症、电解质紊乱等，纠正心律失常的病因及诱发因素。②如为阵发性室上性心动过速者，在心动过速发作时可采用刺激咽部引起呕吐反射、压迫眼球、按摩颈动脉窦、捏鼻用力呼气和屏气等物理方法，以兴奋迷走神经，部分患者能有效终止心动过速。

（2）药物治疗：目前临床上常用的抗心律失常药仅对部分症状明显的心律失常有一定效果，但抗心律失常药皆有致心律失常作用，且长期服用均有不同程度的不良反应，因此应在医生指导下用药。

（3）导管消融手术及心脏起搏器植入治疗：导管射频消融术目前应用于临床已非常成熟，迄今为止已有数以万计的快速性心律失常由此得以根治，国内病例数也已超过欧美国家。心脏起搏器治疗是通过发放一定形式电脉冲，刺激心脏，使之激动和收缩，即模拟正常心脏跳动模式用以治疗各种缓慢性心律失常所致的心脏功能障碍。埋藏式复律除颤器的植入是预防恶性室性心律失常所致心脏性猝死的有效方法。

150 服用抗心律失常药应注意什么？

临床常用的口服抗心律失常药有胺碘酮、普罗帕酮、美西律、美托洛尔及比索洛尔等药物，在服药期间应注意以下几点：

（1）长期服用胺碘酮者，可能会出现较多的不良反应，服用期间应注意监测心电图、电解质、肝功能、甲状腺功能、X线胸片，并注意有无呼吸困难、干咳、胸闷、肢体麻木、视物模糊等不适，如发现异常需及时到医院就诊咨询医生。

（2）孕妇和哺乳期妇女不能服用胺碘酮。

（3）胺碘酮与抗凝血药华法林合用时需慎重，两者可产生药物相互作用，易引起出血情况，应密切监测凝血功能，及时调整华法林剂量。

（4）服用普罗帕酮或美西律期间，应注意监测肝肾功能，如有异常也应及时到医院就诊。冠心病、心功能不全的患者慎用，以免加重病情。

（5）既往有慢性阻塞性肺疾病、支气管哮喘、外周血管疾病的患者应用美托洛尔或比索洛尔时需谨慎，如出现气喘、下肢疼痛加重，应及时到医院就诊。

（6）在服用任何抗心律失常药治疗期间，每天应测量血压、心率，如发现心率<55 次/min、血压<90/60 mmHg，尤其是伴有头晕、乏力等症状时，应及时到医院就诊。

151 什么是心房颤动？

心房颤动又称心房纤颤，是指心房丧失了规则有序的电活动，代之以快速无序的颤动波，它是最严重的心房电活动紊乱，也是临床上很常见的一种心律失常。心房颤动时的心房电活动紊乱不规则地下传致心室，可造成心室的节律紊乱、心功能受损，心房肌不能协调一致地收缩、血液淤滞在心房易致心房附壁血栓形成。

心房颤动的发病率随着年龄增长而增加。中国心房颤动的患病率为0.77%，80 岁以上人群中心房颤动患病率达 7.5%。随着人口老龄化加剧，心房颤动已成为不容忽视的心血管健康问题。

152 心房颤动是什么原因引起的？

引起心房颤动的原因有很多。凡是能导致心房结构和电活动异常的因素均可引起心房颤动的发生。心房颤动常见于器质性心脏病或结构性心脏病，尤其是对心房肌产生影响的心脏病，如冠心病、心脏瓣膜疾病（尤其二尖瓣病变）、高血压、各种心肌病、先天性心脏病、慢性肺源性心脏病、缩窄性心包炎以及充血性心力衰竭等。部分患者没有任何心脏结构异常，称为孤立性心房颤动。心房颤动也可能与遗传基因突变有关。交感和迷走神经的活性改变也可促发心房颤动，如饮酒、睡眠障碍、剧烈运动、情绪激动或外科手术后等。

153 心房颤动的危害是什么？

心房颤动不但可引起血液动力学损害和血栓栓塞事件，增加患者的致残率和死亡率，还与患者的认知功能下降和血管性痴呆相关，严重影响患者的生活质量，并增加患者的医疗费用，已成为最大的公共卫生问题之一。

（1）引起血液动力学损害：心房颤动时心房丧失有效的收缩，而心房收缩对整个心脏收缩射血有辅助泵的作用，如果心房丧失收缩功能，那么心脏功能将下降20%～25%，且心房颤动时，心跳快且极不规则，心室充盈不完全，心排血量显著减少，心肌的能量消耗也增加。在临床上，心房颤动常常是诱发和加重心力衰竭的因素之一。如果心房颤动长时间未能得到有效的控制，可引起心房颤动性心肌病，患者可出现心脏扩大、心力衰竭或使原有的心力衰竭加重。

（2）引起血栓栓塞：心房颤动时左心房收缩功能丧失，左心房尤其附属结构（左心耳）内血流滞缓而容易形成血栓，而新形成的血栓容易脱落并随血液流入体循环动脉，形成动脉栓塞，尤以脑动脉栓塞常见，而造成脑梗死，患者可出现意识障碍、偏瘫、感觉功能减退、痴呆等临床表现。心房颤动患者脑梗死的发生率是心律正常人的4～7倍。

此外，心房颤动还增加患者的死亡率。由此可见，心房颤动的危害不能低估。心房颤动患者应及时到医院就诊，在医生的指导下给予适当的治疗。

154 哪些心房颤动患者容易发生血栓栓塞？

心房颤动最常见的并发症是血栓栓塞尤其是脑栓塞。心房颤动患者如果合并有以下情况时则容易发生血栓栓塞：充血性心力衰竭，高血压，既往脑卒中、一过性脑缺血发作或血栓栓塞病史，动脉粥样硬化性血管疾病（冠心病、心肌梗死、周围血管疾病、主动脉斑块等），糖尿病，女性和高龄。其中年龄>75岁和既往有卒中或血栓栓塞病史是脑栓塞的主要危险因素，其他情况是非主要危险因素，只要患者存在一个主要危险因素或两个非主要因素即为脑栓塞的高危患者，这些患者更容易形成心房内血栓，从而增加脑栓塞的风险。

155 心房颤动患者应如何预防血栓栓塞？

对于心房颤动发生脑栓塞风险高的患者，口服抗凝血药是预防血栓栓塞事件的有效方法。

以往口服抗凝血药以华法林为主。由于华法林安全有效的剂量在个体之间差异很大，且其疗效易受到其他因素（如饮食、合并使用其他药物等）的影响，在服药期间需要定期监测凝血功能，以尽可能使国际标准化比值（INR）稳定在 2.0～3.0 的范围内。如果 INR 过低，提示抗凝治疗不足，起不到预防血栓事件的作用，需要适当增加华法林剂量；如果 INR 过高，提示抗凝治疗过度，有发生脑出血、消化道出血等出血的风险，需减少华法林剂量或暂时停用华法林。

近年来推出了一些新型口服抗凝血药（如达比加群酯、阿哌沙班、利伐沙班、艾多沙班），有无须常规监测凝血功能、受食物和药物影响较小、药效稳定、药物半衰期短等优点，但它们的价格较昂贵，长期使用对患者来说经济负担较重。随着国家医保政策的改善，药物价格的下调，新型口服抗凝血药的应用将会逐步得到普及。但对于瓣膜性心房颤动（如风湿性中至重度二尖瓣狭窄、心脏人工机械瓣膜）患者，不宜使用新型口服抗凝血药，仍需服用华法林。

总体来说，心房颤动患者如果存在血栓栓塞高风险则需进行抗凝治疗，需要医生在综合评估患者脑卒中及出血风险后并与患者商议后共同决定抗凝方案。

156 阿司匹林可用于预防心房颤动患者的血栓栓塞吗？

大量研究已证实阿司匹林能有效预防冠心病和脑梗死后患者血栓事件的发生。阿司匹林是否可代替口服抗凝血药用于心房颤动患者血栓栓塞事件的预防呢？多个临床试验表明阿司匹林对心房颤动血栓栓塞的预防没有作用或仅有轻微作用，所以国内外相关指南均不推荐用抗血小板药阿司匹林来预防心房颤动患者的血栓栓塞。

这是因为动脉血栓形成与心房颤动血栓形成的机制是不相同的。心肌梗死、脑梗死多数是由于动脉粥样硬化斑块破裂，使血液中的血小板激活并在病变处聚集，随后引发局部血栓形成或血栓脱落所致。阿司匹林属于抗血小板药，能防止血小板的聚集和激活，因此对此类患者血栓的预防有效。心房颤动患者是由于心房丧失了有效的收缩，血液在心房内淤滞，纤维蛋白原形成纤维蛋白增多，它们就像蜘蛛网一样可将心房内的红细胞网络在一起形成凝血块（也就是血栓），而血小板在其中的作用不大，阿司匹林的就起不到预防心房内血栓形成的作用。

157 什么是心脏射频消融术？

心脏的射频消融术是不经开胸的微创治疗手术，是将电极导管经人体体表的股动脉、股静脉、颈静脉或锁骨下静脉血管送入心腔特定部位，释放射频电流导致局部心内膜及心内膜下心肌凝固性坏死，达到阻断快速心律失常异常传导束和起源点的介入性技术。研究发现，许多阵发性心动过速是由于心脏里面存在多余的传导通路，造成心电形成折返所致。心内电生理检查可确定多余传导通路的部位，经导管向心腔内异常通路处导入300～1000 kHz的高频射频电流，如此高频电流通过心肌组织可产生阻抗热，当产生的阻抗热使局部心肌组织温度>46 ℃，心肌组织将出现脱水和蛋白变性，>50 ℃时心肌组织可出现不可逆性损伤-凝固性坏死，而将心脏多余的路径阻断，从而达到治疗心动过速的目的。射频消融术目前已经成为根治阵发性心动过速最有效的方法。

158 哪些心律失常可进行心脏射频消融术？

射频消融术可用于下列心律失常的治疗：

（1）房室折返性心动过速及预激综合征：此类患者在房室间存在着先天性的"旁路"，其与正常房室结之间可形成环路而引起心动过速，导管射频将旁路"切断"，心动过速不会再发作。

（2）房室结折返型心动过速：此类患者房室结内形成了"双径路"——快径和慢径，电冲动在适宜条件下，在两条径路形成的折返环快速运行，引起心动过速，导管消融慢径路，只保留快径路，心动过速就不再具备发作条件。

（3）心房扑动：心房扑动是心房内存在大环路，电流在环路上不停地转圈，心房跳动250～350次/min，导管消融可以破坏环路，造成双向电流阻滞，从而根治心房扑动。

（4）房性心动过速：房性心动过速是左心房或右心房的某一局部有异常快速发放电流的"兴奋点"或者在心房内有小折返运动，电生理检查标测到异位"兴奋点"或折返环，进行消融得到根治。

（5）室性早搏：常常由于心室"兴奋灶"引起，标测到异位兴奋灶进行消融，室性早搏即可消失。

（6）室性心动过速：可见于心脏结构和功能正常人群，也可见于器质性心脏病患者，其发生可以是由心室的一个"兴奋灶"快速发放刺激，导致心动过速或心室内存在折返环路，电冲动在环路上不停的转圈而引起心动过速。通过导管找到"兴奋灶"或折返环路，发放射频电流消融，室速可以治愈。还有些室性心动过速多见于器质性心脏病患者（如心肌梗死后、心肌病等），患者发作时可以出现晕厥、抽搐，往往需紧急抢救，此类室性心动过速导管射频消融部分可以根治而不能根治心脏病，如果室性心动过速不能根治且发作有生命危险时，需植入心脏埋藏式除颤器（ICD）预防猝死。

（7）心房颤动：部分心房颤动与肺静脉口的心电折返有关，采用导管电极在环肺静脉口消融，形成大静脉与心房的"电隔离"，或加上在心房内的某些线形消融，而达到治疗心房颤动的目的。

159 心脏射频消融术治疗效果好吗？

心脏射频消融术已经发展到非常成熟的阶段，房室或房室结折返性心动过速、预激综合征、心房扑动等心律失常一次射频消融成功率可以达到95%～99%以上，而房性心动过速、室性早搏、特发性室性心动过速等复杂心律失常成功率可以达到90%以上。近年来，随着心房颤动导管消融技术的诞生和发展，再次让心脏射频消融术的理论和技术产生了飞跃，因为心房颤动的射频消融已经不是天方夜谭，目前阵发性心房颤动的消融成功率达到75%以上，故心房颤动也有望得到治愈。对于临床上常见的室上性心动过速、局灶性房性心动过速、典型心房扑动、特发性室性心动过速，射频消融已经成为一线的治疗方法，是能根治心动过速的首选方法。

160 心脏射频消融术风险大吗？

心脏射频消融手术一般只需局部麻醉，患者整个过程中处于清醒状态，因此手术时部分患者难免有些紧张，有时医生会用些镇静的药物来缓解患者紧张情绪，整个手术过程中，患者会受到全程的心电监护。在消融手术前常规先要进行电生理检查，以确定消融的部位。在此检查过程中，导管行进于血管和心腔时患者不会有疼痛的感觉；医生可能会用微弱的电流刺激心脏，患者不会感觉到这些电脉冲，心脏受到刺激后往往会诱发出心动过速，患者将感觉和以前发病时一样（可能有头晕、目眩、心悸、胸痛或气短等不适），此时患者无须紧张，将其告知医生即可。经检查明确消融部位后，即通过射频电流去除病变。但在手术过程中有可能出现血管穿刺、导管操作和放电消融相关的并发症。血管穿刺并发症包括局部出血、血肿、感染、气胸、血栓形成、栓塞、迷走反射、神经损伤、血管痉挛等；导管操作并发症包括主动脉瓣反流、心肌穿孔、心脏压塞等；放电消融并发症包括房室阻滞、心肌梗死等。这些并发症风险虽然有，但出现的概率很小，因此心脏射频消融术相对而言还是非常安全的微创手术。

161 什么是心脏起搏器？

心脏起搏器是一种植入于体内的电子治疗仪器，通过脉冲发生器发放由电池提供能量的电脉冲，通过导线电极的传导，刺激电极所接触的心肌，使心脏激动和收缩，从而达到治疗由于某些心律失常所致的心脏功能障碍的目的。

起搏器通常由脉冲发生器和电极导线两部分组成。常将脉冲发生器单独称为起搏器，其由电源和电子线路构成，能产生和输出电脉冲，并能够感知心肌本身的电活动。起搏器的电池主要使用锂-碘电池，根据起搏器的类型及起搏形式不同，其使用寿命也不相同（一般 5~10 年），一旦起搏器电池耗竭，应尽快更换起搏器。电极导线由电极头及电极导线、尾端连接器及固定装置构成。

根据电极导线植入的部位可将起搏器分为：

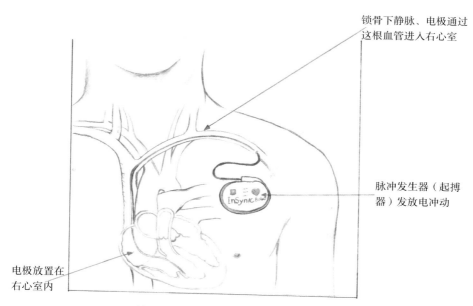

锁骨下静脉、电极通过
这根血管进入右心室

脉冲发生器（起搏
器）发放电冲动

电极放置在
右心室内

单腔起搏器及其各部分在体内放置位置

（1）单腔起搏器：一支电极导线常放置在右室心尖部或右心房的心耳部。常见的有 VVI 起搏器（电极导线放置在右室心尖部）和 AAI 起搏器（电极导线放置在右心耳）。它们分别根据心室率或心房率的需要进行心室或心房适时的起搏。

（2）双腔起搏器：有两支电极导线常分别放置在右心耳（心房）和右室心尖部（心室），可进行房室顺序起搏。

（3）三腔起搏器：有三支电极导线，主要为右心房+双室三腔起搏。三腔起搏可协调房室和（或）室间的活动，也就是前面心力衰竭章节中提到的 CRT，能改善患者的心功能，适用于某些扩张型心肌病、顽固性心力衰竭患者。

根据起搏器携带方式、功能，还可将心脏起搏器分为多种不同类型，医生会根据患者的具体情况进行选择。

162 哪些情况需要安装心脏起搏器？

除了三腔起搏器（CRT）是用于心力衰竭患者的治疗之外，心脏起搏器的主要适应证为症状性心动过缓，即直接由于心动过缓导致心排血量下降，重要脏器及组织供血不足产生一系列症状如头晕、黑矇、晕厥。长期心动过缓也可导致全身症状如乏力、运动耐量下降、慢性心力衰竭等。例如，如果在日常生活中经常发现自己脉搏较慢，并伴有乏力、头晕、活动耐量下降，甚至出现黑矇、晕厥等不适，建议及时到医院就诊，可行普通心电图或动态心电图检查，符合以下标准的均应安装心脏起搏器治疗。

（1）头晕、乏力、晕厥等症状与检查发现的心动过缓或心脏停搏有关。

（2）心脏的变时功能下降并伴有相关症状，如在运动时心跳不能相应加快而出现头晕、气促、黑矇，运动耐量减低等情况。

（3）由于某些疾病必须应用某些类型或剂量的药物，而这些药物又会引起或加重窦性心动过缓并产生乏力、头晕、黑矇、晕厥等症状者。

（4）由房室阻滞所致的症状性心动过缓或继发于房室阻滞的室性心律失常患者。

（5）二度以上房室阻滞患者需用药物治疗其他心律失常或疾病，而该药物可导致症状性心动过缓或加重房室阻滞的情况。

（6）二度以上房室阻滞患者虽然无临床症状，但已证实心室停搏＞3秒或清醒状态下心率＜40次/min，或逸搏心律起搏点在房室结以下的情况。

（7）射频消融房室交界区导致的三度和高度房室阻滞的患者。

（8）心脏外科手术后发生的不可逆房室阻滞的患者。

（9）神经肌源性疾病导致的房室阻滞无论是否有症状，因为传导阻滞随时会加重，所以需植入起搏器。

（10）清醒状态下无症状的心房颤动或窦性心动过缓者，若有1次或多次至少5秒以上长间歇，则需植入起搏器。

（11）任何部位和类型的二度阻滞产生的症状性心动过缓的患者。

（12）无心肌缺血情况下运动时出现二度或三度房室阻滞的患者。

163 什么是埋藏式心律转复除颤器？

埋藏式心律转复除颤器（ICD）是临床上治疗持续性或致命性室性心律失常的一个重要医学仪器，其具有支持性起搏和抗心动过速起搏、低能量心脏转复和高能量除颤等作用，能在几秒内识别患者的快速室性心律失常并能自动放电除颤，明显减少恶性室性心律失常所致的猝死发生率，挽救患者的生命。

ICD 与心脏起搏器的结构相似，通常由脉冲发生器和电极导线两部分组成。其可分为单腔 ICD 和双腔 ICD，单腔 ICD 只有一根电极导线，植入右心室，双腔 ICD 有 2 根电极导线分别植入右心房及右心室。类型的选择由患者的具体情况而定。

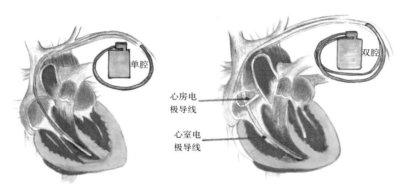

单腔与双腔 ICD 示意图

164 哪些情况需要安装埋藏式心律转复除颤器？

心脏性猝死是临床面临的巨大挑战，其原因多数由心室颤动引起，大部分患者首先出现室性心动过速，持续恶化发生心室颤动。1980 年，一例心脏猝死幸存者植入了第一台植入型心律转复除颤器（ICD）。然后，随着技术进步，ICD 体积不断缩小，可像普通起搏器一样埋藏于皮下囊袋中。ICD 的适应证主要有以下两种情况。

（1）用于心脏性猝死的二级预防：既往发生心搏骤停经抢救存活的幸存者或发生持续性室性心动过速药物治疗无效者，应植入 ICD，以防心脏性猝死发生。

（2）用于心脏性猝死的一级预防：既往虽然没有发生心搏骤停或持续性室性心动过速，但经评估 SCD 风险高危的人群，可植入 ICD。

165 对心搏骤停患者如何进行抢救？

近年来越来越多的猝死见诸于新闻报道。2019 年 11 月 27 日，演员高以翔在节目录制过程中晕倒，抢救无效死亡，更引发了大家对猝死的关注。在猝死的患者中，大多数是由于心搏骤停（心室颤动）所致，即心脏性猝死。对于心搏骤停有什么办法能够最大限度的挽救患者的生命呢？一方面应尽早实施心肺复苏（CPR），即目击者尽早给予胸外心脏按压和人工呼吸；另一方面就是尽早采用体外除颤器进行除颤。

由于心搏骤停会在数分钟内导致患者死亡，因此掌握心搏骤停的抢救方法十分重要。心脏一旦停止跳动，全身有效的循环就会终止，就会造成人体的组织和器官严重缺血缺氧，如果在 5 分钟之内（又称黄金时间）没有得到有效的抢救，患者即可立刻失去生命。下面简单介绍心搏骤停的抢救方法，其整个救治过程是由以下紧密相连的 5 个链环组成。

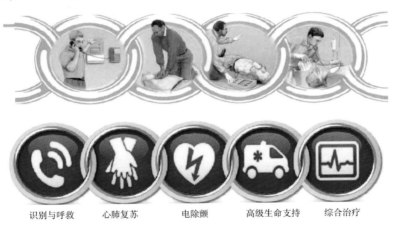

识别与呼救　　心肺复苏　　电除颤　　高级生命支持　　综合治疗

心搏骤停抢救的 5 个链环

（1）立即识别心脏停搏并启动应急反应系统：当发现有人晕倒，应迅速判断其有无意识和呼吸，可轻拍其肩膀并大声呼喊："你还好吗？"同时检查患者是否有呼吸。如果患者没有呼吸或者没有正常呼吸（如只有喘息）、意识丧失、对刺激无任何反应，即可判定为心搏骤停，应立即呼救或请旁人拨打 120 急救电话，并在现场立即开始抢救。

（2）尽早实施心肺复苏（CPR）：立即让患者平躺在地面上，双手重叠对患者的胸部进行胸外心脏按压，频率每分钟 100～120 次，下压深度为 5～6 cm。这样可保持一定的心脏排血量，有助于患者的心脏恢复跳动。与此同时应观察患者的呼吸状况，如果呼吸停止，先注意清除患者口腔中的异物，使头部后仰、下颌骨上抬，以保持呼吸道通畅，并进行口对口（或口对面罩、球囊–面罩）人工呼吸，每次吹气持续 1 秒以上。胸外按压和吹气的比例为 30∶2。

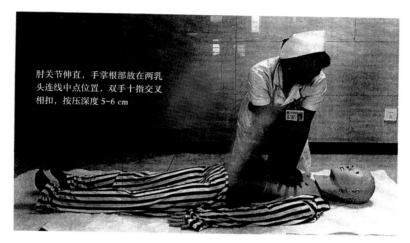

肘关节伸直，手掌根部放在两乳头连线中点位置，双手十指交叉相扣，按压深度 5~6 cm

胸外心脏按压

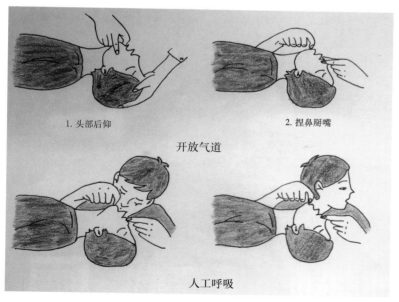

1. 头部后仰

2. 捏鼻掰嘴

开放气道

人工呼吸

开放气道和人工呼吸

（3）尽早电除颤：有条件的话或者急救人员到达后应尽早进行心脏电除颤。对于心室颤动患者，如果能在意识丧失的 3 ~ 5 分钟之内立即实施 CPR 及除颤，患者的存活率是最高的。现在有些大城市的公共场所，例如北京的大兴国际机场就配备了自动体外除颤器（AED）。一旦发现有人心搏骤停，就能及时使用 AED 除颤，可大大提高抢救的成功率。

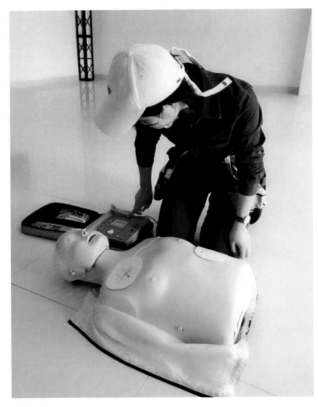

体外电除颤

（4）有效的高级生命支持：经上述抢救心跳得以恢复，但呼吸、神志尚未恢复者，则需进一步应用器械（如呼吸机）和药物进行治疗。

（5）综合的心搏骤停后治疗：很多心搏骤停患者呼吸、心跳、血压稳定后，脑功能还未能恢复，仍处于昏迷状态，有的患者还可能合并急性肾衰竭、肺部感染等并发症，这就需要进一步进行综合治疗，促进患者康复。

由于心搏骤停是一种非常危急的情况，何时发生常常难以预测。因此家中如果有冠心病、心肌病和心力衰竭的患者或者有心脏性猝死遗传疾病家族史者，一定要高度重视。患者的家人也要学会紧急抢救的方法，在患者出现意外的时候能紧急展开抢救，利用好最宝贵的黄金 5 分钟，为医生抢救患者生命争取到宝贵的时间。

〔刘启明　李向平〕

下 篇

心血管疾病的预防、康复和护理

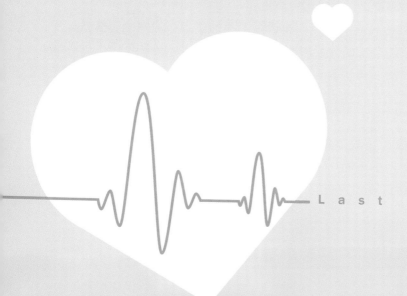

Last

第九章 医院就诊相关知识

166 出现哪些不舒服需要看心血管内科门诊？

现在三甲医院门诊的科室分得很细，有许多人出现身体不舒服，不知道该看什么专科。这里主要介绍哪些不舒服应该看心血管内科（简称心内科）。心内科主要负责心血管疾病的诊断和治疗，即对患者是否为心血管疾病做出诊断，同时给予相应的治疗。随着医学技术的飞速发展，很多以往需要在外科进行手术才能治疗的心血管疾病现在可以通过微创的介入手术达到根治的目的，而心脏介入手术一般都在心内科进行，所以这些需行介入治疗的心血管疾病也属于心内科范畴。归纳起来，下列情况建议看心内科。

（1）有心血管疾病相关症状的患者：如胸闷、胸痛、心悸、气促、水肿和晕厥是心血管疾病的常见症状，当出现上述症状，尤其是反复发作或加重时，应到心内科就诊，及早进行诊治。

（2）症状与其他科疾病相似，而诊断不明的患者：如咳嗽、咯血、声音嘶哑、少尿、头痛、头晕、上腹胀痛、恶心、呕吐、发热等症状也可能由于心血管疾病所致，但容易误认为是呼吸科、神经科、消化科或其他科的问题，如果在其他科没能查明原因，也建议到心内科就诊，以排除心血管疾病。

（3）体检或检查发现心脏杂音、心电图异常或胸片示心影增大，应进一步到心内科就诊明确诊断。

（4）经检查怀疑或明确患有先天性心脏病或心脏瓣膜疾病，应先到心内科就诊，以明确诊断并确定治疗方案。

167 哪些表现提示为心血管疾病的危急情况？

由于缺乏医学知识，许多人在发生了心血管疾病的危急症状时，并不知晓，自以为平时身体健康，坚持或忍耐一下可能就没事了，延误了治疗的最佳时机，因而造成了严重的后果。那么，哪些表现有可能是心血管的危急情况呢？

（1）急起胸痛或心前区不适：无明显诱因或在体力活动或情绪激动时突然出现心前区、胸骨后或上腹部疼痛或压榨感，疼痛可向咽喉部或左手臂放射，持续5分钟以上仍不缓解，尤其是伴出冷汗、呼吸困难、恶心、呕吐时，要警惕突发急性心肌梗死的可能，应马上到医院看急诊。症状严重者，建议立即拨打120呼叫救护车送往医院，切忌自行前往。

如果上述症状持续数分钟便自行缓解，但反复发作，有可能为急性心肌梗死的先兆表现，也应尽早就医，以防转化为急性心肌梗死。

（2）突发呼吸困难：平躺状态下突然出现呼吸困难，坐位或站立后可稍有缓解，尤其是伴有咳嗽、咳粉红色泡沫痰者，很有可能是急性心力衰竭，需要紧急救治。

（3）晕厥：无明显诱因，突然出现黑矇、跌倒、意识丧失，数分钟后清醒，应马上就医，以排除严重心律失常或其他严重情况。

（4）其他表现：如血压显著升高（＞180/110 mmHg）伴头痛或胸背痛等情况，应警惕高血压危象、主动脉夹层等危险情况，应及时就医。

168 如何节省看病的时间和费用？

了解就医流程和注意事项，不但可以节省就诊时间，还可能减少不必要的重复检查和诊治费用。

（1）选择合适的医院和看病时间：一般县市级以上较大的医院急诊科24小时均开放，如果病情较重，应及时拨打120呼叫救护车护送至医院的急诊科就诊。若症状较轻或病情稳定的患者，则可选择心血管专科门诊就诊。对于诊断明确、治疗方案不需更改，且病情稳定者，也可就近在社区医院看病取药。

（2）门诊看病最好提前预约挂号：现在大多数医院均可通过网络、电话或手机预约挂号，建议根据自己的时间，提前预约挂号，并按预约的时间就诊。一般在网上都能查到各家医院网上预约挂号的流程。病情危重者例外，任何时间都可到医院急诊科挂号就诊。

（3）做好就诊前的准备：看病的前一天要好好休息，晚餐不宜吃得过饱。如果需要抽血化验，抽血的前一天晚上不要吃夜宵，当天早上不吃早餐（可少量饮水）空腹就诊，因为有些血液化验结果可能会受到进餐后的影响。此外，还有一些检查如腹部 B 超、胃镜等也需要空腹进行。

（4）准备好相关资料：看病时，应带好医保卡、相应医院的诊疗卡（没有的话可到医院后办理）、以往的病历本及以往检查和治疗的资料（如化验单、心电图、影像学检查资料、出院记录、正在服用的药物等）。很多以往的检查结果是可以供医生参考的，近期做的检查一般无须再重复做，这样可以节省时间和费用。医生将近期的检查结果与以往的检查结果进行对比分析，更有利于疾病的诊断和病情评估。心电图和动态心电图、影像学检查资料（如胸部 X 线片、CT、磁共振）除了带纸质报告之外，要携带原图和原片，以便医生查阅。资料较多的话，请将所有资料按时间先后顺序排列整齐，存放于一资料袋内，方便医生查看。

（5）简单讲述看病的原因：因医院患者多，就诊时间有限，看病时应向医生介绍最主要的症状及发病的时间，以往检查结果及用药情况，治疗效果及不良反应等。然后根据医生提出的问题给予明确的回答。如果病史较长，可将病情写下来，在看病时交给医生。原发性高血压患者建议在家自行监测血压，并将测量的血压和心率数据记录下来，供医生参考。

（6）维持良好的就诊秩序：如果到大医院看病，要作好排队等待的心理准备，不要在候诊室大声喧哗，室内噪声将影响医生看病特别是听诊的质量。如果在排队等候过程中突然发病或病情加重，可及时告之分诊护士，以便安排提前诊治。

〔彭　然〕

第十章 心血管疾病的预防

169 什么是心血管疾病的一级预防和二级预防？

一般而言，疾病的预防可分为一级预防和二级预防。一级预防是指疾病尚未发生或疾病处于即将发生阶段时，针对病因或危险因素采取的预防措施。心血管疾病的一级预防是在尚未患心血管疾病的人群中，通过控制或减少心血管疾病的危险因素，以达到预防心血管事件，减少人群发病率的目的。在致死致残的心血管疾病中，75% 以上是动脉粥样硬化性心血管疾病（如冠心病、脑卒中等），其一级预防措施包括生活方式干预和对血脂、血糖、血压等心血管危险因素的管理。心血管疾病的二级预防是指对已经发生心血管疾病（如冠心病、脑卒中）的患者采取有效的干预措施，以减轻症状，防止病情进展或复发，改善预后，降低死亡率和病残率。例如，对于已患有冠心病心绞痛或心脏放了支架或搭了桥的患者，通过改变生活方式以及长期应用降血脂药如他汀和抗血小板药如阿司匹林等，以缓解症状、避免心肌梗死或心脏性猝死等心血管事件的发生。

170 如何识别动脉粥样硬化性心血管疾病的高危个体？

动脉粥样硬化性心血管疾病是严重危害人类生命健康的疾病，其发病率、致死致残率高。近 30 多年来我国人群该病的发病率和死亡率持续攀升，且发病呈年轻化趋势。早期识别高危个体，且在早期有效地进行干预，对于降低动脉粥样硬化性心血管疾病的发病率和死亡率意义重大。

现已明确动脉粥样硬化性心血管疾病的发生是多种危险因素（高血压、高血脂、糖尿病、吸烟、肥胖等）共同作用的结果。个体发生该类疾病的风险不仅取决于某一个危险因素的水平，还取决于个体同时具有的危险因素数目，也就是说危险因素越多患病的风险越大、发病越早。我们可根据心血管疾病多种危险因素水平的高低和组合进行心血管疾病总体风险的评估来判断或预测一个人或一群人未来（5年、10年或余生）发生心血管疾病急性事件（急性心肌梗死、冠心病猝死和其他冠心病死亡以及急性卒中）的概率。中国心血管病预防指南（2017）结合在中国人群中的研究结果，提出了适用于我国人群动脉粥样硬化性心血管疾病发病风险评估的流程图。如下图所示，在对个体进行风险评估时，可按以下3步进行。

符合下列任意条件者，可直接列为高危或极高危人群，无须进行ASCVD危险评估：
极高危：ASCVD患者（包括有症状的PAD患者）
高危：（1）糖尿病患者（年龄≥40岁）
（2）单个危险因素水平极高者，包括：①LDL-C≥4.9 mmol/L（190 mg/dL）或TC≥7.2 mmol/L（280 mg/dL）；②3级高血压；③重度吸烟（吸烟≥30支/d）

不符合者，根据下表评估ASCVD 10年发病风险

危险因素[a]（个）		血清胆固醇水平分层(mmol/L)		
		3.1≤TC<4.1 或1.8≤LDL-C<2.6	4.1≤TC<5.2 或2.6≤LDL-C<3.4	5.2≤TC<7.2 或3.4≤LDL-C<4.9
无高血压	0~1	低危（<5%）	低危（<5%）	低危（<5%）
	2	低危（<5%）	低危（<5%）	中危（5%~9%）
	3	低危（<5%）	中危（5%~9%）	中危（5%~9%）
有高血压	0	低危（<5%）	低危（<5%）	低危（<5%）
	1	低危（<5%）	中危（5%~9%）	中危（5%~9%）
	2	中危（5%~9%）	高危（≥10%）	高危（≥10%）
	3	高危（≥10%）	高危（≥10%）	高危（≥10%）

ASCVD 10年发病危险为中危且年龄<55岁者，评估余生危险

具有以下任意2项及以上危险因素者，定义为ASCVD高危人群
• 收缩压≥160 mmHg或舒张压≥100 mmHg
• 非-HDL-C≥5.2 mmol/L（200 mg/dL）
• HDL-C<1.0 mmol/L（40 mg/dL）
• BMI≥28 kg/m²
• 吸烟

动脉粥样硬化性心血管疾病发病风险评估流程图

[a]危险因素包括吸烟、低HDL-C及男性≥45岁或女性≥55岁。本危险分层方案重点在于促进多重危险因素的综合评估，积极采取预防措施，特别是生活方式干预。对单个危险因素的控制应以相应指南为准。ASCVD为动脉粥样硬化性心血管疾病，PAD为周围动脉疾病，TC为总胆固醇，LDL-C为低密度脂蛋白胆固醇，HDL-C为高密度脂蛋白胆固醇，BMI为体重指数。1 mmHg＝0.133 kPa

第一步：已被确诊为该病者直接列为极高危人群。符合如下条件之一者直接列为高危人群：①糖尿病（年龄≥40岁）；②单个危险因素水平极高者，包括LDL-C≥4.9 mmol/L或TC≥7.2 mmol/L，3级高血压，重度吸烟（≥30支/d）。符合上述条件的极高危和高危人群不需再按危险因素个数进行风险分层。

第二步：对不具有以上情况的个体，则按照图中细化的发病风险彩图进行 10 年动脉粥样硬化性心血管疾病总体发病风险的评估。10 年发病平均危险按＜5%、5%～9% 和≥10% 分别定义为低危、中危和高危。

第三步：为进一步关注升高的危险因素水平对年轻人群长期风险的影响，以利于早期预防和早期干预。该指南建议对 10 年发病风险为中危且年龄＜55 岁人群进行终生（余生）风险的评估，以识别中青年中动脉粥样硬化性心血管疾病余生风险为高危的个体。如果具有以下任意 2 个及以上危险因素者，其余生风险为高危：①收缩压≥160 mmHg 或舒张压≥100 mmHg；②非－HDL-C≥5.2 mmol/L；③HDL-C＜1.0 mmol/L；④BMI≥28 kg/m²；⑤吸烟。

171 动脉粥样硬化性心血管疾病如何预防？

大量研究已证明动脉粥样硬化是由多种危险因素相互作用所致，目前公认的危险因素可分为两类：一类是不可干预的危险因素，包括男性、老年和早发冠心病家族史；另一类是可干预的危险因素，主要有血脂异常、高

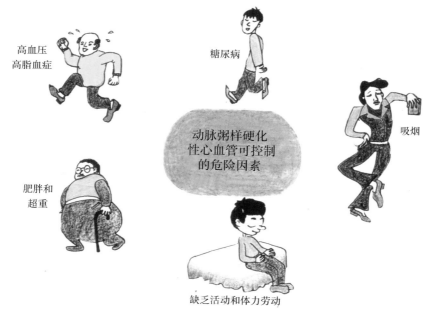

动脉粥样硬化性心血管疾病可控制的危险因素

血压、吸烟、糖尿病/糖耐量异常和肥胖等。预防动脉粥样硬化性心血管疾病最有效的措施就是积极控制这些可干预的危险因素。首先应保持健康的生活方式，如合理膳食、适当运动，同时不吸烟，饮酒不过量，生活规律，保持良好的心态，保证充足的睡眠等。此外应定期进行身体检查，如发现有高血压、肥胖、高脂血症、糖尿病或血糖偏高等异常，应在医生指导下进行治疗，使血压、血脂、血糖和体重均达到理想范围。

172 为什么说心血管疾病的预防要从儿童和青少年抓起？

虽然冠心病和脑卒中等常见的心血管疾病多发生于中老年人，但动脉粥样硬化作为这些心血管疾病的病理基础，常常开始于生命历程的早期阶段，在儿童和青少年时期血管内就可出现脂质条纹等早期病变。在儿童期和青春期夭折者中进行的病理研究证实，动脉粥样硬化病变的程度与其生前可纠正的危险因素和不良行为的数量和程度有关。已经明确高血压、高脂血症、肥胖、糖尿病、吸烟、缺乏体力活动均是动脉粥样硬化性心血管疾病的危险因素，当多种危险因素同时存在时可加速动脉粥样硬化的进程，甚至在青少年时期就可发病。早期采取预防措施，可以有效延缓动脉粥样硬化发生发展的进程，降低心血管疾病的发病率和死亡率。因此，心血管疾病的预防应从儿童和青少年抓起，并贯穿于整个生命过程的始终。

173 老年人都要吃阿司匹林吗？

阿司匹林具有对抗血小板聚集的作用，可以有效预防心肌梗死、脑梗死等血栓事件的发生。尽管血栓事件在老年人群中发生率较高，但并非所有老年人都需要吃阿司匹林。

（1）对于已确诊冠心病、心肌梗死、缺血性脑卒中、短暂性脑缺血发作、外周血管疾病、心脏做过支架植入和冠状动脉旁路移植术的患者，如果没有禁忌（消化道出血、阿司匹林过敏等）建议长期服用低剂量阿司匹林（75 ~ 100 mg/d）。

（2）对于目前没有动脉粥样硬化性心血管疾病者，我国2017年《心血管疾病预防指南》建议以下5类人群服用低剂量的阿司匹林。①心血管风

险水平相当于 10 年内主要心血管事件发生率≥10%；②糖尿病患者，年龄≥50 岁，伴有以下至少一项主要危险因素：早发心脑血管疾病家族史（男<55 岁、女<65 岁发病史）、高血压、吸烟、血脂异常或蛋白尿（尿白蛋白/肌酐比值≥30 mg/g）；③高血压患者，血压控制良好（<150/90 mmHg，1 mmHg=0.133 kPa），伴有以下 3 项危险因素中至少 2 项：吸烟、低水平的高密度脂蛋白胆固醇（HDL-C，<1.04 mmol/L）、男性≥45 岁或女性≥55 岁；④慢性肾脏疾病患者，估算的肾小球滤过率为 30～45 mL/（min·1.73 m²）；⑤不符合以上条件者，同时具备以下 5 项危险因素中至少 4 项：吸烟、男性≥45 岁或女性≥55 岁、早发心脑血管疾病家族史、肥胖（体重指数≥28 kg/m²）或血脂异常。

近年国外有研究及荟萃分析发现，在没有动脉粥样硬化性心血管疾病的人群中使用阿司匹林进行一级预防，对全因死亡率和心血管死亡可能没有降低作用或最多轻微降低，但出血的风险增加。因此，对于阿司匹林用于心血管病的一级预防目前持更为谨慎的态度，而建议更加积极推进健康的生活方式（戒烟、运动、合理饮食等），控制各种危险因素（如服用他汀类药物降脂、管理好血压和血糖等）。

174 脑卒中如何预防？

脑卒中（中风）是由于脑部血管突然破裂出血或血管阻塞引起脑缺血或梗死而引起脑组织损伤的一组疾病，包括出血性卒中和缺血性卒中。

脑卒中具有发病率高、死亡率高和致残率高的特点，早期预防尤为重要。大量研究表明，高血压、糖尿病、血脂异常、心房颤动、无症状性颈动脉粥样硬化和不当生活方式等是脑卒中可干预的危险因素。而早期筛查并纠正上述危险因素，可大大减少脑卒中的发病率。

（1）高血压：所有成年人应进行血压的测量，以及时筛查新发高血压患者并给予干预及随诊。所有高血压患者应改善生活方式，同时在医生指导下给予抗高血压药治疗，将血压控制在目标水平以下。

（2）糖尿病：肥胖、高血压、血脂异常、心脑血管病等糖尿病高危人群应进行血糖的检测，无糖尿病危险因素者建议在 40 岁时开始筛查。已诊断糖尿病者，应改善生活方式，如减少食量、增加运动、控制体重、戒烟

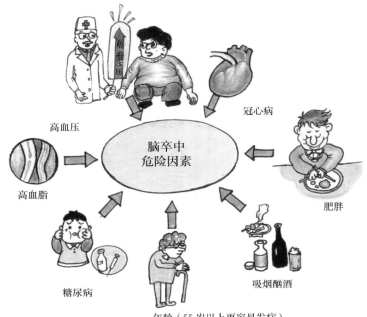

高血压

高血脂

脑卒中
危险因素

冠心病

肥胖

糖尿病

年龄（55岁以上更容易发病）

吸烟酗酒

脑卒中的危险因素

酒等。经生活方式改善血糖仍控制不佳者，应在医生指导下给予降血糖药治疗。

（3）血脂异常：20岁以上的成年人至少每5年测1次空腹血脂，40岁以上男性和绝经后女性应每年进行血脂检查。并结合性别、年龄、血压、血脂、是否吸烟等进行危险分层，对于高危和极高危者应在生活方式干预基础上加用他汀类药物降血脂治疗，如果血脂未达标可考虑联合使用降血脂药。

（4）心房颤动：心房颤动是引起脑卒中的常见原因之一。对于年龄>65岁的患者应注意进行心房颤动的筛查。如发现心房颤动，应进行卒中风险评估，对于卒中高风险的患者，应在医生指导下口服抗凝血药治疗。

（5）无症状性颈动脉粥样硬化：有研究显示颈动脉斑块面积是缺血性卒中发生的强预测因子。建议对>40岁的人群进行脑卒中危险因素（包括高血压、血脂异常、糖尿病、心房颤动、吸烟史、明显超重或肥胖、缺乏运动和脑卒中家族史）筛查，对于危险因素≥3个或既往有脑卒中或一过性脑缺血病史的人群建议检查颈动脉彩超。如颈动脉彩超发现不稳定斑块

（包括软斑块或混合性斑块），建议在生活方式改变的基础上服用他汀类药物治疗。如颈动脉狭窄＞50%，应当给予他汀类药物和阿司匹林治疗，并建议在有资质的医院每年复查颈动脉彩超。对于颈动脉狭窄严重者，可酌情考虑在有条件的医院行颈动脉剥脱术或血管内支架成形术，但手术的长期疗效仍需更多的研究证实。

此外，已患有冠心病和外周动脉粥样硬化的人群，也是脑卒中的高发人群，坚持对这些疾病进行长期治疗，也有助于预防脑卒中的发生。

总之，保持健康的生活方式，积极控制脑卒中的危险因素，是预防卒中的有效措施。

175 什么是健康的生活方式？

随着经济的发展和人口进入老龄化的加速，人类疾病谱发生了显著的变化，由过去主要危害人类健康的传染病转变成了慢性非传染性疾病。高血压、脑卒中、冠心病、恶性肿瘤、糖尿病等慢性非传染性疾病已成为威胁人们生命和健康的常见病、多发病。大量研究表明，这些疾病的发生与个人不健康的生活方式和行为习惯有密切关系，因此又称为"生活方式病"。而改变不良的生活习惯，建立科学文明健康的生活方式，是预防这些疾病的有效措施。

那么，什么是健康的生活方式呢？

1992 年，世界卫生组织（WHO）发表了著名的《维多利亚宣言》，提出了"合理饮食，适量运动，戒烟限酒，心理平衡"为健康四大基石，并指出"做到这四点，便可解决70%的健康行为问题，使平均寿命延长10年以上"。

2010 年美国心脏协会（AHA）首次颁布了理想心血管健康指南，提出通过7项简单的生活方式来达到理想的心血管健康，这7项健康生活方式的内容及目标是：①戒烟。目标：从不吸烟或者戒烟超过1年。②适当的体重。目标：体重指数＜25 kg/m²。③规律运动。目标：一周中等强度运动不少于150分钟或高强度运动不少于75分钟。④健康的饮食。以低胆固醇、低脂肪、低糖、低盐、多蔬菜水果等清淡平衡膳食为主。⑤理想的胆固醇水平。目标：总胆固醇水平＜5.2 mmol/L（200 mg/dL）。⑥理想的血压水平。目标：血压低于 120/80 mmHg。⑦理想的血糖水平。目标：空腹血糖低于 7.0 mmol/L（100 mg/dL），糖化血红蛋白水平低于 6.2%。美国的一项调查表明：能达到以上 7 项简单的生活方式中的 5 项与 1 项都达不到的人群相比，其 5 年心血管疾病死亡危险将降低 55%。

我国著名心血管专家胡大一教授提出的"健康三字经"："管好嘴，迈开腿，零吸烟，多喝水，好心态，莫贪杯，睡眠足，不过累，乐助人，心灵美，家和睦，寿百岁"是对健康的生活方式作出的精辟总结。

176 哪些饮食对健康有益？

科学证据和实践已证明，改善膳食模式（结构）、均衡饮食和增加运动量，能增进个人健康、增强体质，减少心血管疾病等慢性疾病的发生风险。根据营养科学原理和中国居民膳食营养素参考摄入量、我国食物资源和饮食特点，《中国居民膳食指南（2016）》专家委员会提出了适用于 2 岁以上健康人群的以下 6 条核心推荐。

（1）食物多样，谷类为主：食物多样是平衡膳食模式的基本原则，每天的膳食应包括谷薯类、蔬菜水果类、畜禽鱼蛋奶类、大豆坚果类等食物。建议平均每天摄入 12 种以上食物，每周 25 种以上。

（2）吃动平衡，健康体重：各个年龄段人群都应该坚持天天运动、维持能量平衡、保持健康体重。体重过低或过高均易增加疾病的发生风险。推荐每周应至少进行 5 天中等强度身体活动，累计 150 分钟以上；坚持日常身体活动，平均每天主动身体活动 6000 步；尽量减少久坐时间，每小时起来动一动，动则有益。

（3）多吃蔬果、奶类、大豆：蔬菜、水果、奶类和大豆及制品是平衡膳食的重要组成部分，坚果是膳食的有益补充。蔬菜和水果是维生素、矿物质、膳食纤维和植物化学物的重要来源，奶类和大豆类富含钙、优质蛋白质和 B 族维生素，对降低慢性病的发病风险具有重要作用。

（4）适量吃鱼、禽、蛋、瘦肉：鱼、禽、蛋和瘦肉可提供人体所需要的优质蛋白质、维生素 A、B 族维生素等，有些也含有较高的脂肪和胆固醇。动物性食物优选鱼和禽类，鱼和禽类脂肪含量相对较低，鱼类含有较多的不饱和脂肪酸；蛋类各种营养成分齐全；吃畜肉应选择瘦肉，瘦肉脂

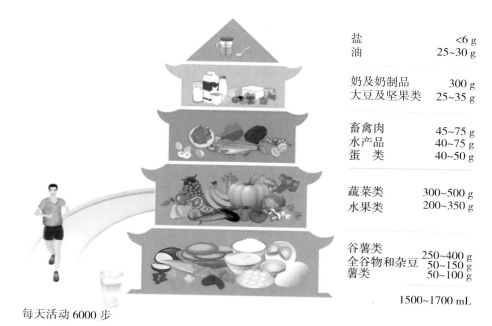

盐	<6 g
油	25~30 g
奶及奶制品	300 g
大豆及坚果类	25~35 g
畜禽肉	45~75 g
水产品	40~75 g
蛋 类	40~50 g
蔬菜类	300~500 g
水果类	200~350 g
谷薯类	250~400 g
全谷物和杂豆	50~150 g
薯类	50~100 g
	1500~1700 mL

每天活动 6000 步

中国居民平衡膳食宝塔（2016）

肪含量较低。过多食用烟熏和腌制肉类可增加肿瘤的发生风险，应当少吃。推荐每周吃鱼类 280～525 g，畜禽肉 280～525 g，蛋类 280～350 g，平均每天摄入鱼、禽、蛋和瘦肉总量 120～200 g。

（5）少盐少油，控糖限酒：食盐、烹调油和脂肪摄入过多是高血压、肥胖和心脑血管疾病等慢性病发病率增加的重要因素，因此应当培养清淡饮食习惯，成人每天食盐不超过 6 g，每天烹调油 25～30 g。过多摄入添加糖可增加龋齿和超重发生的风险，推荐每天摄入糖不超过 50 g，最好控制在 25 g 以下。水在生命活动中发挥重要作用，应当足量饮水。建议成年人每天饮水 7～8 杯（1500～1700 mL），提倡饮用白开水和茶水，不喝或少喝含糖饮料。儿童少年、孕妇、乳母不应饮酒，成人如饮酒，一天饮酒的酒精量男性不超过 25 g（相当于啤酒<750 mL，或葡萄酒<250 mL，或 38°的白酒<75 g），女性不超过 15 g（相当于啤酒 450 mL，或葡萄酒 150 mL，或 38°白酒 50 g）。

（6）杜绝浪费，兴新食尚：强调珍惜食物，每餐食不过量，平衡饮食；注意饮食卫生，看食品标签；多回家吃饭，享受食物和亲情等。

根据平衡膳食原则，指南专家委员会把推荐的各类食物重量和膳食比例转化为宝塔图形来表示，便于记忆和执行。

177 什么是地中海膳食或降压膳食？

地中海膳食或降压膳食是欧美国家生活方式管理或心血管疾病预防指南中所推荐的膳食模式。地中海膳食的主要特点是提倡多摄入新鲜蔬菜和水果（尤其是绿色蔬菜）、全谷物和鱼类（尤其是富含 n-3 脂肪酸的鱼类）；少量摄入红肉；用低脂或脱脂乳制品替代高脂乳制品；食用橄榄油、坚果等。降压饮食的特点是低饱和脂肪酸、低胆固醇，提倡多摄入蔬菜和水果、低脂乳制品、全谷物、禽肉、鱼和坚果，低盐、少摄入甜食、含糖饮料、红肉。有研究表明，地中海膳食或降压膳食模式有助于预防高血压和血脂异常，并有利于体重的控制和糖尿病的预防。

178 多吃蔬菜水果有什么好处？

许多患有高血压、冠心病者，平时喜欢吃荤，不爱吃蔬菜，也很少吃水果。一定要改变这种不良的饮食习惯，要少油少盐，多吃蔬菜水果。多吃蔬菜水果有什么好处呢？以往已有研究表明摄入蔬菜水果具有心血管保护作用。国外的研究显示，每天摄入蔬菜和水果 200 g 可以降低心血管疾病（冠心病、脑卒中等）、癌症和全因死亡的风险。在我国人群中的研究结果也表明，增加蔬菜和水果摄入，可降低成年人高血压、脑卒中及主要心血管病发病的风险。2020 中国健康生活方式预防心血管代谢疾病指南建议：一般成年人每天摄入 300～500 g 新鲜蔬菜（深色蔬菜应占一半），每天 200～350 g 新鲜水果，果汁不能代替鲜果。

179 心血管疾病患者能不能吃鸡蛋？

有人说心血管疾病患者不能吃鸡蛋，是真的吗？其实凡事不能走极端，心血管疾病患者是可以吃鸡蛋的，但是要适量。

鸡蛋含有丰富的优质蛋白质、维生素和矿物质，是老少皆宜的食品。但是鸡蛋黄中胆固醇的含量较高，一个鸡蛋黄约含胆固醇 200 mg。大量研究已证明，血中胆固醇水平升高与动脉粥样硬化性心血管疾病的发病率增高密切相关。为明确鸡蛋与心血管疾病发病风险之间的关系目前已完成的许多研究，但研究结论尚不一致。中国慢性病前瞻性研究平均随访了 8.9 年，认为与几乎不吃鸡蛋的人相比，每天摄入不超过 1 个鸡蛋（每周 5 个鸡蛋）可以降低心血管疾病风险。中国动脉粥样硬化性心血管疾病风险预测研究通过对我国 15 个省份 10 万余人的长期随访发现，适量食用鸡蛋者（每周 3 ~ 6 个）的全因死亡和心血管疾病风险最低。但是，韩国一项平均随访 7.9 年的队列研究发现，2 型糖尿病患者增加鸡蛋摄入会升高心血管疾病风险，而在无糖尿病的人群中未发现鸡蛋摄入与心血管疾病风险的关联。2019 年，美国人群 6 项队列研究原始数据的汇总分析显示，膳食胆固醇及鸡蛋摄入量增加，可显著增加心血管疾病发生风险和全因死亡风险。既往有多项研究发现膳食胆固醇摄入的增加与血液总胆固醇水平的升高相关。随着我国人民生活水平提高，我国人群的血清总胆固醇平均水平仍呈上升趋势，与此同时与血脂异常相关的心脑血管疾病也在逐年上升。因此，2020 中国健康生活方式预防心血管代谢疾病指南建议：我国居民仍需控制高胆固醇食物的摄入，建议一般成年人每周摄入鸡蛋 3 ~ 6 个。对高胆固醇血症和心血管疾病高危人群，建议每天膳食胆固醇摄入 <300 mg（约 1 个鸡蛋黄）。如果摄入动物内脏、红肉、虾等其他含胆固醇较高的食物，则应减少鸡蛋的摄入量。

180 心血管疾病患者吃什么油好？

我国成人血脂异常防治指南明确建议：每天摄入胆固醇 <300 mg，尤其是动脉粥样硬化性心血管疾病的高危患者，摄入脂肪不应超过总能量的 20% ~ 30%。一般人群摄入饱和脂肪酸应小于总能量的 10%；高胆固醇血症者饱和脂肪酸摄入量应小于总能量的 7%，反式脂肪酸摄入量应小于总能量的 1%；高甘油三酯血症者更应尽可能减少每天摄入脂肪总量，每天烹调油应少于 30 g。脂肪摄入应优先选择富含 n - 3 多不饱和脂肪酸的食物（如深海鱼、鱼油、植物油）。

猪油等动物油含饱和脂肪酸和胆固醇较多，每 100 g 猪油脂肪含量达 99.6 g、含胆固醇 100 mg，长期过多食用易引起肥胖、高脂血症，而易引发动脉粥样硬化性心脑血管疾病。而植物油如茶油（又称山茶油、山茶籽油）、橄榄油含不饱和脂肪酸较高，对预防心血管疾病有益。因此，心血管疾病患者宜选用茶油、橄榄油、花生油、核桃油、豆油、菜子油等植物油作为食用油。

181　心血管疾病患者吃什么肉好？

　　鱼肉富含优质蛋白质，且饱和脂肪酸含量较低，不饱和脂肪酸较丰富。多数研究显示食用鱼类有助于预防心血管疾病。在日本和中国人群中的研究表明，相对于较少或不摄入鱼类者，增加鱼类摄入能够降低心血管疾病发病、死亡及全因死亡风险。中国专家建议成年人鱼类每周摄入 300～525 g，采用煮、蒸等非油炸烹调方法，以减少营养素的丢失。畜禽肉类中，红肉（猪、牛、羊肉类）中的脂肪含量较高，且多为饱和脂肪酸。多项研究显示，红肉摄入与心血管代谢疾病、全因死亡风险增加存在关联。《中国居民膳食指南（2016）》建议，每天摄入畜禽类 40～75g，红肉摄入量不宜过多。因此，心血管疾病患者建议多吃鱼肉，少吃红肉，不吃肥肉。

182　吃深海鱼油可以防治心血管疾病吗？

　　提到深海鱼油我们要从 20 世纪 70 年代初说起，当时有流行病学研究发现格林兰岛爱斯基摩人心血管疾病的发病率很低。于是有人对他们食物的成分进行了分析，结果发现爱斯基摩人摄入较多的海豹和鱼，其饮食中多不饱和脂肪酸较高，并发现在爱斯基摩人的多不饱和脂肪酸饮食中以 n-3 脂肪酸（又称 ω-3 脂肪酸）为主，提示大量摄入 n-3 脂肪酸可能具有降低心血管疾病风险的作用。

　　n-3 脂肪酸主要包括 α-亚麻酸、二十碳五烯酸和二十二碳六烯酸。深海鱼油是指从深海鱼类动物体中提炼出来的 n-3 脂肪酸成分，主要为二十碳五烯酸和二十二碳六烯酸。早期的临床研究表明，服用高纯度深海鱼油（纯度超过 85%）可显著降低心肌梗死患者的死亡率。荟萃分析也发现摄入足够多的 n-3 脂肪酸，能够降低致命性冠心病的风险。但后来有几项在心血管疾病高危人群中进行的大规模临床研究未能证实其疗效。而最近在国际顶尖医学杂志《新英格兰医学杂志》上发表的一项研究发现，对于接受他汀类降血脂药治疗血甘油三酯水平仍较高的心血管疾病或糖尿病伴有其他危险因素的患者，每天服用 4 g 二十碳五烯酸乙酯可进一步降低心脏缺血事件和心血管疾病引起的死亡风险。另有研究表明深海鱼油可能还具有扩张血管、抗炎、抗心律失常、抗栓等心血管保护作用。

鉴于高纯度深海鱼油有明显的降甘油三酯疗效，国内外血脂管理指南均推荐其用于高甘油三酯血症或混合性高脂血症的治疗。对于心血管疾病的预防而言，专家们建议适当摄入含有较多 n－3 脂肪酸的鱼类，对于他汀类治疗后血甘油三酯仍高的心血管疾病患者或高危者服用高纯度鱼油制剂可能有益。

183 补充叶酸可以预防心血管疾病吗？

叶酸是 B 族维生素的一种，是人类必须的营养素，但在人体内不能直接产生。1941 年，因为从菠菜中发现了这种生物因子，所以被命名为叶酸。在新鲜的水果、蔬菜、肉类食品中均含有丰富的叶酸。当叶酸缺乏时，可影响人体的同型半胱氨酸代谢，而出现血中的同型半胱氨酸水平升高（即高同型半胱氨酸血症）。有研究表明同型半胱氨酸水平升高与脑卒中及冠心病的发病风险增加相关，高血压伴高同型半胱氨酸血症者脑卒中的发病率和死亡率显著增加。通过增加叶酸的摄入，可降低血中的同型半胱氨酸水平。在我国进行的林县营养干预研究和中国脑卒中预防研究表明，叶酸可降低首发脑卒中事件的风险。因此，对于一般人群而言，建议平时注意多补充绿叶蔬菜、豆类、柑橘类水果、谷类等富含叶酸的食物。中国高血压防治指南建议：高血压伴同型半胱氨酸升高的患者应适当补充新鲜蔬菜水果，必要时补充叶酸。

184 吃辅酶 Q10 可以保护心脏吗？

辅酶 Q10 又名泛醌 10 是由 10 个异戊烯单位组成的一类脂溶性醌类化合物质，主要存在于人体细胞线粒体内膜上，可参与呼吸链电子传递、抗氧化、代谢调节、细胞分化调节等，是天然的抗氧化剂及自由基清除剂。

辅酶 Q10 是人类生命不可缺少的重要元素之一，能激活人体细胞和细胞能量的营养，具有提高人体免疫力、增强抗氧化、延缓衰老和增强人体活力等功能。人体可通过自身合成及外界补充的方式摄取辅酶 Q10，其中外源性补充是最主要的。

辅酶 Q10 在美国和欧洲市场上是非处方药。有多项临床试验显示，口服辅酶 Q10 对多种心血管疾病有利。基于它的疗效和安全可靠的特性，即使长时间、口服大剂量辅酶 Q10，患者也能很好耐受，医学上将其广泛用于心血管疾病的预防和辅助治疗中。

心力衰竭是心脏病的晚期表现，其发生发展与心肌能量底物代谢紊乱和过度的氧化应激密切相关。辅酶 Q10 参与氧化磷酸化及能量的生成过程，并有抗氧自由基及膜稳定作用。有研究显示，慢性心力衰竭患者服用辅酶 Q10 能够显著改善运动耐量、心功能和死亡率，心力衰竭患者服用辅酶 Q10 可能有益，但其对心力衰竭患者远期预后的影响仍需要更多的临床研究证据来验证。

需要强调的是，心血管疾病患者应在医生指导下规范用药，辅酶 Q10 可考虑作为一种辅助治疗，而不能代替其他对心血管疾病有明确治疗作用的药物。

185 补充一氧化氮可以防治心血管疾病吗？

1980 年，美国科学家在研究中发现了一种小分子物质具有使血管平滑肌松弛的作用，将其命名为内皮源性舒张因子，后来证实其为一氧化氮。L－精氨酸是血管内皮细胞合成一氧化氮的前体，其在一氧化氮合酶的作用下生成瓜氨酸和一氧化氮。在生理状态下，当血管壁受到血流冲击，可刺激血管内皮细胞释放一氧化氮，并扩散进入相邻的平滑肌细胞，引起血管舒张，起到调节血压和局部血流分布的作用。后来发现一氧化氮还有促进血管生长与再生，保持血管内皮细胞的完整性，抑制血小板的活化和聚集，防止血栓形成等有益的作用。而血管内皮功能受损所致的一氧化氮代谢异常与心血管疾病关系密切，其参与了动脉粥样硬化的发生与发展。

通过以下方法有助于改善血管内皮功能，增加内源性一氧化氮释放，对心血管疾病的防治有益。

（1）运动：运动可促进血液循环，有氧运动可刺激内皮细胞产生一氧化氮。

（2）食用天然安全、无副作用的精氨酸：如植物性蛋白质、蔬菜、谷类、肉类、牛乳、鱼、坚果、家禽等。

（3）补充抗氧化剂：包括蔬果、鱼及鱼油、黑巧克力、红酒、葡萄汁、石榴汁等富含维生素 E、维生素 C、辅酶 Q10、硫辛酸、生物类黄酮、多酚的食物，以中和自由基，避免一氧化氮受到氧化，稳定体内氧化平衡。

现在市场上有一些一氧化氮保健品出售，实际上都是一些含有精氨酸、瓜氨酸、维生素 C/E、叶酸、硫辛酸等成分的产品。长期服用这些保健品，能否增加体内一氧化氮的合成，产生内源性一氧化氮的功效，目前尚没有充分的证据。对于已有明确心血管疾病的患者，应在专业医生指导下用药，不建议用保健品来代替药物。

186 吸烟对心血管有什么影响？

香烟中有 4000 多种化学成分，其中约有 250 种有毒或致癌物。我们最熟悉的烟草燃烧产物是尼古丁、烟焦油、一氧化碳、氢氰酸、氨、丙酮、丁烷、砷、镉、甲苯及芳香化合物等一系列有害物质。吸烟不但增加癌症的风险，而且对心血管会产生有害的影响，其对心血管的危害主要有以下几个方面。

（1）烟草刺激后，可使心跳加快，血压升高。

（2）吸烟会加重血脂异常，降低血中对血管具有保护作用的高密度脂蛋白，增加具有促动脉粥样硬化作用的血脂成分如甘油三酯和氧化型低密度脂蛋白，并使降血脂药的疗效下降，从而加速动脉粥样硬化的发生与发展。

（3）诱发严重心律失常，增加猝死的风险。冠心病患者吸烟，可促使心室颤动的发生，而这正是引起猝死的最主要原因。

（4）促进血液凝固，易导致急性心肌梗死等血栓事件的发生。吸烟者冠心病、原发性高血压、脑血管疾病及周围血管疾病的发病率均明显升高。冠心病发病率吸烟者较不吸烟者高 3.5 倍，死亡率吸烟者较不吸烟者高 6 倍。心肌梗死发病率吸烟者较不吸烟者高 2~6 倍。具备高血压、高胆固醇

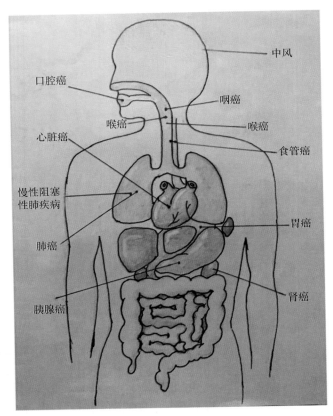

中风

口腔癌

咽癌

喉癌

喉癌

心脏癌

食管癌

慢性阻塞
性肺疾病

胃癌

肺癌

肾癌

胰腺癌

吸烟的危害

和吸烟3项者冠心病的发病率增加9~12倍，而这3项如得到有效控制，可使心血管疾病的发病率减少85%。吸烟者发生脑卒中的危险性是不吸烟者的2~3.5倍；如果高血压患者吸烟，脑卒中的危险性就会升高近20倍。此外，吸烟者易患闭塞性动脉硬化症和闭塞性血栓性动脉炎。

（5）吸烟可引起慢性阻塞性肺疾病，最终导致肺源性心脏病。

187 戒烟对心血管有哪些益处？

戒烟是降低心血管风险最经济有效的干预方式，对心血管的益处有：使冠心病、急性心肌梗死风险减少，减少卒中、重复冠状动脉旁路移植术、心肌梗死后再发冠状动脉事件，降低心律失常所致猝死，减少冠状动脉旁路移植术后和经皮冠状动脉成形术后的死亡率，使外周血管疾病症状改善，使体内与心血管疾病进展相关的炎症标志分子水平下降（如 C 反应蛋白、白细胞水平、纤维蛋白原等）。

188 冠心病患者为什么要彻底戒烟？

吸烟是冠心病的主要危险因素之一。冠心病患者彻底戒烟，对保护心血管功能，防止动脉粥样硬化病变进展有着十分重要的意义。有研究表明，戒烟有助于降低冠心病的死亡率，其疗效优于其他干预措施。已发生过心肌梗死的患者戒烟后，可降低再次发心肌梗死的风险。戒烟可使心肌梗死患者 5 年死亡率减少 50% 以上。冠心病患者若能彻底戒烟，10 年后发生急性冠状动脉事件的危险可接近不吸烟者的水平。因此，建议冠心病患者要彻底戒烟。

189 饮酒对心血管有什么影响？

酒精可通过多种方式影响心血管系统。大量饮酒主要通过激活交感神经系统、内皮素、胰岛素（或胰岛素抵抗），抑制血管舒张物质（如一氧化氮）的合成，使炎症和氧化代谢物反应性增加等机制增加心血管疾病的风险。长期过度饮酒可以抑制心肌细胞，降低心脏收缩力，可导致心肌肥厚、心脏扩大和心力衰竭，引起室性心律失常和心脏性猝死。与酗酒相关的心血管疾病包括酒精性心肌病、心律失常、高血压、动脉粥样硬化和心力衰竭。

以往认为饮酒对心血管系统的作用与饮酒量有关，饮酒量与总心血管死亡率之间的关系可用 U 形曲线来描述。即适量饮酒对心血管有保护作用，而大量饮酒才对健康有害，会增加心血管疾病的发病率和死亡率。最近《柳叶刀》杂志发布了全球疾病负担研究的分析数据，聚焦 195 个国家/地区的饮酒所致疾病负担。结论与之前不同，认为每周摄入酒精量为零标准杯时，可最大限度地减少饮酒对健康的伤害。随着每天饮酒量的增加，相对风险也随之增加。这项研究并没有完全否认酒精对健康有益的一面。不过，只有酒精对缺血性心脏病的预防作用得到了证实，而对糖尿病及缺血性卒中的作用都缺少足够的数据支持。研究虽然考虑到了饮酒对缺血性心脏病的保护作用，但是认为这种保护作用会被癌症风险所抵消。最终结果显示，相比于完全不饮酒者，每天饮用 1 标准杯会导致疾病风险增加 0.5% ；而当每天饮酒量分别增加至 2 标准杯和 5 标准杯时，这一数字分别迅速上涨至 7% 和 37% 。因此，最终研究分析结果表明，最安全的饮酒量是 "不饮酒"。由此可见，尽管少量饮酒可能对心血管有益，但总体而言无论饮酒量多少对身体健康都是不利的。

190 什么是肥胖?

随着人民生活水平提高，我国肥胖的发病率也在逐年增加。据中国居民营养与慢性病状况报告，2012 年我国成人超重率为 30.1% ，6 ~ 17 岁儿童青少年超重率为 9.6% ，也就是说平均每 3 个人就有 1 个超重。

什么是肥胖呢? 世界卫生组织（WHO）将肥胖定义为体内脂肪蓄积过多超过一定程度并导致健康损害的疾病。体质指数（BMI）是评定肥胖程度的常用分级方法，其计算公式为：

$$BMI = 体重（kg）/身高（m）的平方$$

例如：一个人的身高为 1.7 m，体重为 65 kg，其 $BMI = 65/(1.7^2) = 22.5$ kg/m^2。

按中国标准 BMI $\leq$ 18.4 kg/m^2 为偏瘦，18.5 ~ 23.9 kg/m^2 为正常，24 ~ 27.9 kg/m^2 为超重，$\geq$ 28 kg/m^2 为肥胖。

191 肥胖对心血管有什么影响?

肥胖及其相关的疾病已成为现代社会的主要健康问题。肥胖尤其是腹型肥胖与高血压、血脂异常、胰岛素抵抗、糖尿病之间有很强的相关性。医学上将多种代谢异常（肥胖、血压高、血脂高和血糖高）集于一身的情况称为代谢综合征。代谢综合征患者不但心脑血管疾病风险大大增加，而且某些癌症的风险也增加。肥胖对心血管的影响主要表现在以下几个方面。

（1）升高血压：流行病学调查结果显示，肥胖患者高血压的发病率是体重正常者的 6 倍，体重每增加 10kg，则收缩压升高 3.0 mmHg，舒张压升高 2.3 mmHg。我国儿童高血压的发病与肥胖密切相关，绝大多数儿童高血压通过非药物治疗（减肥）即可使血压降至正常。

（2）增加冠心病风险：肥胖人群罹患冠心病的风险与正常体重指数的人群相比明显增加。冠心病事件的发病率随 BMI 增加而增加。肥胖相关的糖脂代谢异常，可加速动脉粥样硬化的发生与发展。

（3）与心力衰竭相关：心力衰竭的发病率随着体重指数增加而升高，体重指数每增加 1 个单位，心力衰竭的风险在男性升高 5%，在女性则升高 7%。肥胖引起心力衰竭，与心脏的负荷增加，长期交感神经系统过度激活，以及心室重构等有关。

（4）增加心律失常风险：肥胖患者发生心律失常和心脏性猝死的风险明显高于正常体重者。随着 BMI 增加，心房颤动的发病率也随之升高，是促使阵发性心房颤动进展为永久性心房颤动的独立危险因子。

总之，肥胖是一种慢性病，是多种常见慢性病的危险因素，增加心血管疾病的发病率和死亡率。

192 如何减肥？

减肥不是盲目、无科学地减肥，设定目标一定要切合实际。减肥最好的方法并且要保持减肥后的效果就是：平衡饮食，每天做适量的运动。养成良好的生活习惯，这是健康生活的基础。

《中国居民膳食指南 2016》提出：不吃主食不能减肥，要"吃"和"动"平衡。肥胖，不是吃主食的错，肥胖是因能量过剩，能量摄入大于能量消耗所致。减少主食可以减少能量的摄入，但也减去了谷物中的维生素和矿物质，这对身体健康不利。另外，要"吃"和"动"平衡，才能保持体重的恒定。"吃"要做到"食不过量"，多吃蔬果、奶类和大豆，少摄入脂肪量，多吃深色蔬菜。富含蔬菜水果的膳食，对于增强免疫力、预防疾病、预防肥胖都是有益的。颜色深的蔬菜所含有的维生素，特别是胡萝卜素等维生素、矿物质比浅色的蔬菜更加丰富，膳食指南强调吃的蔬菜至少有一半是深颜色的蔬菜。减肥不但是减重量，更重要的是减脂肪。禁食只是丢失水分和肌肉，但不能维持长久。最好的减肥方法是运动，运动能瘦体重，减脂肪。

193 血尿酸升高有什么危害？

　　血尿酸升高即高尿酸血症是血化验中常常遇到的问题，有不少人是在进行健康体检时发生血尿酸升高。高尿酸血症有什么危害呢？血尿酸升高很多人暂时可能没有什么感觉，当高尿酸血症达到一定程度时，就会形成尿酸盐结晶，这些结晶在组织、关节腔内沉积，可造成痛风。但高尿酸血症并非是痛风的同义词，大多数高尿酸血症终生不发作痛风，5%～12%的高尿酸血症患者发展为痛风。持久的高尿酸，其尿酸盐结晶还可能在肾盂、输尿管或在肾小管及肾间质沉积，造成肾损害，引起肾结石。大量研究表明，高尿酸血症与心血管疾病风险增加密切相关，增加高血压、糖尿病等疾病的风险。总之，血尿酸升高不但可能引起痛风、肾结石、肾功能损害，而且增加心血管疾病的风险。

194 血尿酸升高需要治疗吗？

　　当体检发现血尿酸升高，即使没有症状也应予以高度重视，并进行适当的干预。

　　（1）所有高尿酸血症患者都应改变生活方式，避免摄入高嘌呤食物，控制能量及营养素供能比例，保持健康体重，多饮水，避免饮酒及富含果糖的饮料。有研究认为，减肥和规律的体力活动可有效降低尿酸水平。强烈建议进行中等强度的身体活动。

　　以下食物建议限制食用：①高嘌呤含量的动物性食品，如动物内脏、牛肉、羊肉、猪肉等；②鱼类食品；③含较多果糖和蔗糖的食品；④各种含酒精饮料，尤其是啤酒和蒸馏酒（白酒）。

　　建议选择以下食物：①脱脂或低脂乳类及其制品；②各种蛋类。蛋类的嘌呤主要在蛋黄中，蛋白中几乎不含嘌呤；③蔬菜水果，大部分蔬菜水果属于低嘌呤食物，可放心食用；④主食类，米、麦、面及其制品，马铃薯、甘薯、山芋等；⑤充分饮水（包括茶水和咖啡等），以保持每天尿量2000 mL以上。

　　（2）全面筛查高尿酸相关心血管疾病风险并积极控制：包括高血压、

糖尿病、高脂血症、肥胖、冠心病、心力衰竭、外周动脉疾病及吸烟。

（3）慎用或避免使用可升高血尿酸的药物：如利尿药（包括襻利尿药、噻嗪类利尿药、吲达帕胺、阿米洛利、氨苯蝶啶、螺内酯、依普利酮）、阿司匹林、替格瑞洛、β受体阻滞药、某些降血糖药（磺酰胺类和双胍类）、某些抗结核药（吡嗪酰胺、乙胺丁醇）等。

（4）应努力使尿酸终生<360 μmol/L：对于心血管疾病风险高的患者尿酸目标应<300 μmol/L。心血管疾病风险高的患者至少包括以下两种因素：高血压、糖尿病、血脂异常、近期中风或心肌梗死、慢性肾脏疾病。

（5）一旦确诊高尿酸血症，建议使用抑制尿酸生成的药物别嘌醇，从每天100 mg开始，如果不能降低尿酸，可加量至每天300～600 mg。如果患者不能耐受或未达到所需目标，则应使用别嘌醇+排尿酸药物（如苯溴马隆）联合治疗。少数人服用别嘌醇可引起严重的皮肤过敏反应，需注意，使用前建议进行HLA-B*5801基因检测。

（6）另一抑制尿酸生成的药物非布司他皮肤过敏反应少见。但有研究发现非布司他可能增加心血管死亡和全因死亡风险，特别是在心血管疾病高风险的患者中使用时需谨慎。临床研究表明，别嘌醇、非布司他等药物进行降尿酸治疗，有助于延缓慢性肾病进展，对于慢性肾功能不全患者，推荐选择抑制尿酸生成的药物（如别嘌醇或非布司他），不推荐促尿酸排泄药物。

〔彭 佳 罗 飞 彭 然〕

第十一章　心血管疾病患者的康复

195　什么是心脏康复？

有不少心肌梗死或放了支架后的患者，感觉自己大病了一场，体力大不如从前，出院后不敢活动，有的患者担心再次发病，还有的患者担心支架出问题，很长一段时间都不能从疾病的阴影中走出来，严重影响了患者的生活质量。怎样促进心血管疾病患者康复，使其身体功能恢复到最佳状态，这就是心脏康复所要解决的问题。

自从20世纪50年代有学者提出心脏康复的理念以来，越来越多的研究证据表明心脏康复不但能促进患者早期恢复正常的生活和工作，节省医疗费用，还能降低疾病的复发率和死亡率。随着医学的进步，心脏康复体系日臻完善。什么是心脏康复呢？现代心脏康复包含康复（恢复和提高患者的功能能力）和预防（预防疾病再发和死亡）双重含义。简而言之，心脏康复是通过多方面、多学科合作，采取综合干预手段，包括药物、运动、营养、心理和社会支持，改变患者的不良生活方式，帮助患者培养并保持健康的行为，控制心血管疾病的各种危险因素，使患者生理、心理和社会功能恢复到最佳状态，阻止和延缓疾病的发展过程，减少残疾，并在促使患者回归社会的同时，降低心血管疾病的发病率和死亡率，延长患者寿命，提高患者的生存质量。

196　心脏康复包括哪些内容？

心脏康复的内容包括生活方式改变、心脏和心理"双心"健康、循证用药、生活质量评估与改善和职业康复5个方面的内容。中国康复医学会心脏康复委员会根据心脏康复的内涵，提炼出了药物、运动、营养、心理、戒烟5大康复处方。

（1）药物处方：充分使用已有研究证据证明预防或治疗心血管疾病有效的药物（即所谓循证用药），是减少疾病发生或复发，延缓病情进展，延长患者寿命的重要措施。而我国目前高血压、冠心病、心力衰竭等心血管疾病患者的用药状况非常不理想，也是造成病情恶化的重要因素，应引起高度重视。

（2）运动处方：根据患者的健康、体力和心血管功能状态结合学习、工作、生活环境和运动喜好等个体化特点制定运动处方（包括运动形式、强度、频率和时间，具体内容将在后续章节介绍），进行科学合理的运动，将有利于身体的康复。

（3）营养处方：根据个体情况，给予医学营养治疗，是心血管疾病综合防治的有效措施。目标是控制血脂、血压、血糖和体重，降低心血管疾病危险因素的同时，增加保护因素。

（4）心理处方（包括睡眠管理）：抑郁、焦虑、无助、愤怒等负性情绪，可导致患者血压不稳、心律失常、冠状动脉痉挛、不良生活方式无法改善等不利影响，增加不良心血管事件风险。有研究表明，与每晚 7～8 小时睡眠者相比，睡眠时间过长或过短（每晚 9 小时或不足 6 小时）与冠心病的风险显著增加相关。严重的睡眠剥夺可能导致高血压、血糖不易控制、增加感染的机率、导致脑部日常的功能失调。因此，消除不良情绪，管理好睡眠，均有利于心脏的康复。

（5）戒烟处方：吸烟是公认的心血管危险因素。戒烟可降低心血管疾病发病和死亡风险。戒烟的长期获益不亚于药物治疗的效果，戒烟也是挽救生命最经济有效的干预手段。

197 心血管疾病患者进行运动康复可带来哪些获益？

运动是心脏康复的核心项目，心血管疾病患者可从运动康复中获益，主要表现在以下几个方面。

（1）控制血压：运动过程中血压会有所升高，但长期适当运动可帮助心血管疾病患者更好的控制血压。长期的运动康复可促使血管口径增大，管壁弹性增强，心、脑等器官的侧支循环开放，血流量增加，有利于血压下降及血压的稳定。

（2）减慢心率，改善患者预后：心跳快慢和寿命长短有着密切的关系。适当的运动康复可以使心率减慢，减少心肌的耗氧量，改善心肌供血，延长患者寿命，从而改善患者的远期预后。大量研究显示，规律身体活动可降低冠心病事件的发生率。

（3）改善心肺功能：运动康复可以增加心肺运动耐量，改善心血管功能，提高患者的生活质量，增强老年患者的独立生活能力。

（4）减少肥胖和糖脂代谢异常：肥胖者容易伴发高血压、高血脂和糖尿病，增加心脑血管疾病的风险。运动是最科学最绿色的减肥方法，运动可消耗身体多余脂肪、促进新陈代谢达到减肥效果。减肥可以产生诸多益处，包括降低体重和体脂肪含量，降低血压，降低血中甘油三酯水平并增加高密度脂蛋白胆固醇水平，改善胰岛素敏感性和糖代谢，降低糖耐量异常患者发生 2 型糖尿病的风险。心血管疾病患者运动康复可帮助患者保持良好的体型，降低心血管事件的发生率。

（5）有助戒烟：吸烟增加心血管疾病风险。戒烟可显著降低心肌梗死、卒中等的发生率。吸烟可刺激人体分泌多巴胺，让人感到放松；戒烟时多巴胺分泌量相对减少，常引起戒烟者感到郁闷，忧郁情绪难以排解。运动可以增加多巴胺分泌，效用与使用烟品相似，欧美已经有多项研究发现，运动可以帮助戒烟。

运动康复显示了药物之外的良好效果，不仅可以减少并发症的发生，从远期来看更可以改善患者心脏功能，减少冠心病患者冠状动脉的再狭窄和心血管事件的再发生，对提高患者的生活质量，使患者能满意地重返社会均具有非常重要的现实意义。

198 怎样运动对心血管健康有益？

长期进行健身锻炼或运动训练，可以促使人体心血管系统的形态、功能和调节能力产生良好的适应，从而改善心血管功能。研究表明有氧运动和适当的抗阻运动对心血管健康有益。

（1）有氧运动：也叫做有氧代谢运动，是指人体在氧气充分供应的情况下进行的体育锻炼。有氧运动主要可增加心脏的容量负荷，改善心脏功能，扩张血管，增加血管弹性，促进冠状动脉侧支循环建立，改善心肌供血，并有利于防控冠心病的危险因素（如高血压、血脂异常、糖尿病及肥胖）。常用的运动方式包括步行、慢跑、骑自行车、游泳、跳舞、爬楼梯、太极拳等，以及在器械上完成的行走、踏车、划船等，可根据自己的身体状态和喜好来选择运动方式。①散步：推荐每周5次，每次1~2小时，每次3~5 km。散步的要点在于手脚并用，上肢和下肢并用协调一致。可双手使用手杖，使运动更协调平稳。②快步走：推荐每周5次，每次30分钟，每天步行约3 km。每小时3 km左右是散步，而每小时在4.5 km左右则是快步走。快步走也可双手使用手杖，使运动更协调平稳。③慢跑：推荐每周5次左右，30~60分钟，每分钟心跳数不超过170减去自身年龄。④太极拳：推荐每周5次，每次30~60分钟。体力较好的患者可以练习老式太极拳，体力较差者可以练习简化式太极拳，不能打全套的，可以打半套，体弱和记忆力较差的患者可以只练习个别动作，分节练习，不必连贯进行。⑤爬楼梯：推荐每周3次以上，每次15分钟以上。瑞士的研究显示：坚持12周爬楼梯而不坐电梯，能减少心脏病风险。但膝关节不好者不适合此项运动。

（2）抗阻运动：与有氧运动相比，抗阻运动引起的心率反应性较低，主要增加心脏的压力负荷，从而增加心内膜下血流灌注，获得较好的心肌氧供需平衡。此外，可增加骨骼肌力量和耐力，改善运动耐力。常用的运动方式包括俯卧撑、仰卧起坐、仰卧蹬腿、举哑铃或杠铃、弹力带、握力器等。如仰卧蹬腿，推荐每周2~3次，每组15~25次，训练前必须有5~10分钟的有氧运动热身。不建议老年患者做仰卧起坐、俯卧撑训练，抗阻训练最好是在医生的个体化指导下完成。

199 心血管疾病患者运动时有哪些注意事项？

适量规律运动有保护心脏作用，但运动不当也可能造成不良的后果，因此在运动时需注意以下几点：

（1）"1357护心锻炼原则"：每天至少运动1次、每次连续运动不少于30分钟、每周运动不少于5天、运动时最大心率不超过170减去自身年龄。掌握了这个原则，运动既能保持规律又不会过量。运动过程也有讲究，应该分为3个阶段：5~10分钟的准备活动，20~30分钟的训练活动，5~10

分钟的结束整理活动。

（2）运动应适量：在运动过程中保持适中的运动量很重要。衡量方法有以下几点：①运动过程中稍稍出汗，轻度呼吸加快，但不影响正常对话；②运动结束后，心率可在 5～10 分钟之内恢复到正常；③运动后身体轻松愉快，没有持续的疲劳感或者其他不适感，即便出现疲乏倦怠或肌肉酸痛，也可在短时间内消失；④运动后食欲和睡眠良好。如果运动后，休息 10～20 分钟心率仍不能恢复正常，出现疲劳、心慌、食欲减退、睡眠不佳等情况，则为运动量过大，应该酌情减少运动量。反之在运动中可以自如唱歌，运动后身体无发热感、没有出汗，心率无变化或者在 2 分钟内迅速恢复，则表示运动量不足，可适度增加。

（3）其他注意事项：运动时应穿着宽松、舒适、透气的衣服和运动鞋；饭后不适宜做剧烈运动；天气炎热时减少运动量、注意补充水分，天气寒冷则需防寒保暖；运动过后不宜马上洗冷水浴或热水浴，应该在心率恢复、汗水擦干后再进行温水淋浴。

200 哪些心血管疾病患者适合进行运动康复？

运动康复的适用范围非常广泛，几乎涵盖所有心血管疾病及相关危险因素，凡是病情稳定的心血管疾病患者都可参与运动康复。以下的适应证供参考，但必须强调，每个患者的情况不同，要根据具体情况具体分析。①稳定型心绞痛；②无症状性心肌缺血；③急性心肌梗死行介入术后；④陈旧性心肌梗死；⑤冠状动脉旁路移植术后；⑥心脏瓣膜置换手术后；⑦慢性稳定性心力衰竭；⑧外周血管疾病出现间歇性跛行；⑨有冠心病危险因素患者，如血脂异常、高血压、糖尿病、肥胖、吸烟等。

201 哪些心血管疾病患者不宜进行运动康复？

有以下情况者不宜或暂时不宜进行运动：①危重抢救患者；②不稳定性或进行性心绞痛；③急性心肌梗死后病情不稳定；④休息状态下血压显著增高（舒张压 >120 mmHg 或收缩压 >200 mmHg）的患者；⑤不恰当的血压反应、直立或运动引起血压明显变化并伴有症状的患者；⑥严重房性或室性心律失常（如没有控制的心房颤动，阵发性室上性心动过速，多源、频发性室性早搏）；⑦二度或三度房室阻滞；⑧近期发生体循环或肺循环栓塞；⑨血栓性静脉炎；⑩动脉瘤或动脉夹层；⑪发热＞38 ℃；⑫心力衰竭没有控制；⑬活动性心包炎或心肌炎；⑭严重主动脉瓣狭窄（压力阶差＞50 mmHg）；⑮发绀型先天性心脏病；⑯梗阻性肥厚型心肌病；⑰严重肺动脉高压；⑱肝、肾功能不全；⑲急性全身疾病；⑳洋地黄类或奎尼丁等药物中毒。

总之，病情较重或不稳定的患者不宜进行运动，能否运动一定要听从医生的建议。

202 心血管疾病患者应选择什么样的运动方式？

心血管疾病患者运动方式的选择应根据患者的病情来决定。

（1）住院患者的运动方式以及康复方法选择：

1）入院后 8 小时，如果病情稳定，即无胸痛、呼吸困难等不适，无穿刺部位出血、血肿，心率控制在 50～90 次/min，血压在 90～150/60～100 mmHg，呼吸在 16～24 次/min，血氧饱和度在 95% 以上即可以开始早期的活动。

2）方案：可酌情按 A、B、C、D 顺序循序渐进进行活动。

A 级：上午取仰卧位，双腿分别做直腿抬高运动，抬腿高度为 30°；双臂向头侧抬高深吸气，放下慢呼气，5 组/次。下午在床旁静坐或站立 5 分钟。

B 级：上午在床旁站立 5 分钟，下午在床旁行走 5 分钟。

C 级：在床旁行走一天两次，一次 10 分钟。

D 级：在病室内活动一天两次，一次 10 分钟。

3）活动观察内容：连接心电监护，监测患者生命体征，如果出现胸痛、胸闷、心悸、心律失常、气促等情况，运动心率比静息心率增加 ≥20 次/min，呼吸 ≥30 次/min，血氧饱和度 <95%，应立即停止活动，进行床旁心电图检查，并通知医生，第 2 天运动量应减半。

（2）病情稳定的院外心血管疾病患者的运动方式选择：以有氧运动为主，抗阻运动和柔韧性运动为辅。

1）有氧运动：包括行走、慢跑、游泳和骑自行车等。

2）抗阻运动：包括静力训练和负重等。常用的方法有：徒手运动训练，包括克服自身体重（如俯卧撑）、仰卧蹬腿和仰卧起坐等；运动器械，包括哑铃、多功能组合训练器、握力器、腹力器和弹力带等；自制器械，包括不同质量的沙袋和 500 mL 矿泉水瓶等。

3）柔韧性运动：骨骼肌最佳功能需患者的关节活动维持在应有的范围内，保持关节活动的灵活性和柔韧性尤其重要。老年人普遍柔韧性差，使日常生活活动能力降低。训练方法是缓慢地将身体某部位的肌肉、肌腱、韧带拉伸到一定的位置，拉伸时间由 6~15 秒逐渐增加到 30 秒，如可耐受可增加至 90 秒，期间正常呼吸，强度为有牵拉感觉同时不感觉疼痛，每个动作重复 3~5 次，总时间 10 分钟左右，每周 3~5 次。

203 心血管疾病患者如何选择合适的运动强度？

心血管疾病患者在运动时一定要把握度，但这个度该如何把握呢？我们可采用心率储备法、无氧阈法或目标心率法，结合自我感知劳累程度分级法来帮助判断运动强度。前 3 种方法需根据心电图负荷试验或心肺运动负荷试验获得相关参数。如无设备条件完成运动负荷试验，可酌情使用 6 分钟步行试验、代谢当量活动问卷等替代方法。运动试验都需要在有经验的医生指导及监测下进行，并且需要准备好相应的处理对策及药品。

（1）心率储备法：此法临床上常用，且不受患者服用药物的影响。方法如下：

$$目标心率 = （最大心率 - 静息心率）\times 运动强度\% + 静息心率$$

最大心率可用公式粗略计算：

$$最大心率 = 220 - 年龄$$

例如：患者为 60 岁，其最大心率为 $220 - 60 = 160$ 次/min，如果其静息心率为 70 次/min，一般可选择运动强度为 60%，目标心率 = （160 - 70）× 60% + 70 = 124 次/min。也就是说该患者运动强度以心率达到 124 次/min 左右为宜。

（2）无氧阈法：无氧阈水平相当于最大摄氧量的 60% 左右，此水平运动是冠心病患者最佳运动强度，但此参数需通过心肺运动负荷试验或血乳酸阈值获得，且需特殊设备和熟练的技术人员，在有条件的医院或心脏康复中心可选择此方法进行评估。

（3）目标心率法：在静息心率基础上增加 20～30 次/min，体能差的增加 20 次/min，体能好的增加 30 次/min。此法简单方便，但欠精确。

（4）自我感知劳累程度分级法：多采用 Borg 评分表，通常建议患者在 12～16 分范围内运动（表 11-1）。

表 11-1　对自我理解的用力程度进行计分的 Borg 评分表

Borg 评分	对自我理解的用力程度
6～8	非常非常轻
9～10	很轻
11～12	轻
13～14	有点用力
15～16	用力
17～18	很用力
19～20	非常非常用力

204　心血管疾病患者运动的时间和频率以多少为宜？

心血管疾病患者的心功能下降，除了运动量要适度之外，还要注意运动的时间和频率。

（1）运动时间：通常为 10～60 分钟，最佳运动时间为 30～60 分钟。对于刚发生心血管急性事件的患者，在病情稳定的情况下，从 10 min/d 开始，逐渐增加运动时间，最终达到 30～60 min/d 的运动时间。

（2）运动频率：运动的效果是逐渐积累的，步行锻炼一次的效果可以维持 2 天，所以每周至少 3～5 天坚持运动，最好每周 7 天都坚持运动。

205　规范的运动康复程序是怎样的？

为了保证运动的安全性，心血管疾病患者应按照规范的运动康复的程序进行运动，一般分为热身、运动和放松 3 步。

第一步：准备活动，即热身运动，多采用低水平有氧运动，持续 5~10 分钟。目的是放松和伸展肌肉，提高关节活动度和心血管适应性，预防运动诱发的心脏不良事件及预防运动性损伤。

第二步：训练阶段，包括有氧运动、抗阻运动、柔韧性运动等，总时间 30~90 分钟。其中有氧运动是基础，抗阻运动和柔韧性运动是补充。

第三步：放松运动，即整理运动，可以是慢节奏有氧运动的延续或是柔韧性训练，根据患者病情轻重可持续 5~10 分钟，病情越重放松运动的持续时间越长。

206 冠心病患者运动康复时应注意什么？

病情稳定的冠心病患者进行运动康复一般都比较安全，但在运动过程中还是要注意以下几点，以避免不良事件的发生：

（1）在运动过程中应注意身体的警告信号，如胸闷、胸痛或胸部不适、轻度头痛或头晕、心律不齐以及气喘等。

（2）当出现身体不适时，应及时进行评估及治疗。如果在运动中出现胸痛、头昏目眩、过度劳累、气短、出汗过多、恶心呕吐及脉搏不规则等，应马上停止运动。运动停止后若上述症状仍持续，特别是停止运动后 5~6 分钟后心率仍然增加，应进一步观察和处理。如果感到有任何关节或肌肉的不寻常疼痛，可能存在骨骼、肌肉的损伤，也应该立即停止运动。

（3）一定要遵循医生的运动处方进行运动，即运动强度不超过目标心率或自感用力程度，并应注意运动时间及运动设备的选择。强调运动时热身运动及整理运动的重要性，这与运动安全性有关。

另外，需要根据环境的变化调整运动水平，例如冷热、湿度以及海拔变化。

207 急性心肌梗死后患者运动康复时应注意什么？

以往对于急性心肌梗死后患者主张静养，后来的研究发现心肌梗死后早期适当运动有利于心功能和身体功能的恢复，但运动要循序渐进，一定要在医护人员的指导和监护下进行，并注意以下几点。

（1）应由医务人员制定运动处方，运动中进行心电图及血压监护，病情较轻者可使用心率表监护心率。

（2）运动前血压需控制在 130/80 mmHg 以下。

（3）运动强度不可过大。

（4）运动中出现心率、血压下降，疲劳感明显，且难以恢复等不适应情况，应立即减小运动强度或停止运动。

（5）注意运动中是否有胸痛、胸闷、气急、心慌等不适症状，如果出现上述症状请立即停止运动。

208 心力衰竭患者运动康复时应注意什么？

以往人们把休息静养作为慢性心力衰竭治疗的常规手段之一，以为休息可减少心肌的耗氧量，减轻心脏负担，使症状减轻。然而长期卧床有许多潜在的危险，如可能引起下肢深静脉血栓形成、压疮、废用性肌萎缩、骨质疏松以及食欲下降等。而适当的运动康复，有利于心功能的恢复。运动康复过程中有以下注意事项。

（1）从小量活动开始：如患者开始只是在家人或医护人员陪同和监护下做些室内活动，能耐受后再移至室外，漫步的距离逐渐递增，并适当的逐渐做一些四肢及关节的活动。活动时间不宜过长。

（2）运动时间的选择：一般情况下每天运动 2 次，每次 20~30 分钟，宜在饭后 2~3 小时或饭前 1 小时进行。天气炎热时，可选在早晨或晚间进行。冬天宜在有太阳时进行，总之应选择不太寒冷或不太热的环境下运动。

（3）勿做爆发性运动或活动：如突然跳跃、转体、提重物、抱小孩、启酒瓶盖、抱东西等。

（4）运动中注意症状的监测：运动中若出现过度疲劳、胸闷、气短、心前区疼痛、头痛、恶心、面色苍白等症状时，表示心脏无法承受此运动量，应立即停止，并要充分休息，观察症状是否缓解，若不能缓解则应进行治疗。

（5）运动后的观察：通过适量的运动或活动，患者心情舒畅，感到精力较前充沛，夜间睡眠好，无其他不适症状，说明运动量适度。若出现不适症状或睡眠差，表示运动或活动量大，需要减少或调整。

209 什么是体外反搏?

体外反搏是一种用于治疗缺血性疾病的无创性辅助循环的方法。该技术始自 20 世纪 60 年代初，通过用气囊包裹下肢并随着心脏的舒张和收缩交

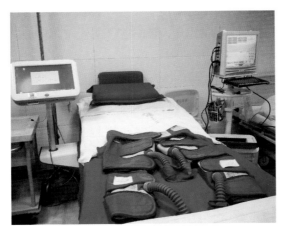

增强型体外反搏装置

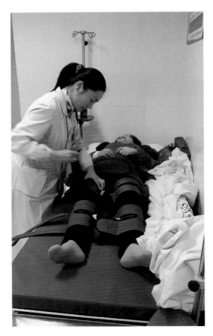

体外反搏装置

替进行充气和放气，以达到在心脏的舒张期把肢体血液驱回心脏，增加心脏舒张期的灌注，改善心肌缺血的目的。20世纪70年代初，我国学者成功研制出具有我国自主知识产权的体外反搏器，后加以改进，形成了目前在国际上被广泛应用的增强型体外反搏装置。近10余年来，美、日、英、德等20多个国家和地区相继将增强型体外反搏疗法引入临床，应用于冠心病、心绞痛和心功能不全等疾病的治疗。

210 体外反搏的工作原理是什么？

体外反搏主要是通过一个由电脑控制充气和排气阀门的装置实现的，一般是在患者的小腿、大腿及臀部分段包裹特制的气囊套，由心电图微处理器监测患者心电图控制阀门的开关，以心电 R 波为触发信号，在心脏的舒张期气囊自小腿、大腿、臀部自下而上序贯充气，在心脏的收缩期气囊排气，由于气囊的充气与排气与心脏收缩与舒张的时期相反，故称之为体外反搏。在气囊充气时，一方面挤压人体下半身的动脉系统，在心脏的舒张期可将血流驱回至人体上半身，从而可改善心、脑等重要脏器的血流灌

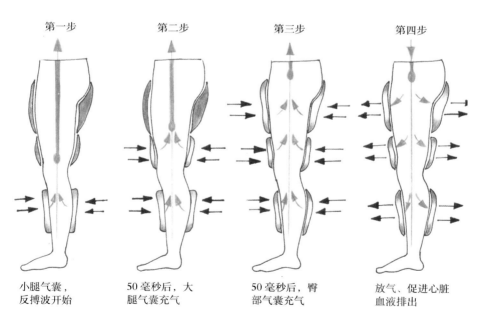

第一步　　　　第二步　　　　第三步　　　　第四步

小腿气囊，反搏波开始　　50毫秒后，大腿气囊充气　　50毫秒后，臀部气囊充气　　放气、促进心脏血液排出

体外反搏气囊充气、排气示意图

注；另一方面，静脉系统同步受压，右心的静脉回流增加，可提高心脏的每搏量和心排血量。在心脏的收缩期，三级气囊则同时排气，由于原来受压的肢体血管床都比较空瘪，使得外周阻力急剧下降，使心脏射血的阻力负荷减低，有利于心室射出的血液经主动脉快速流入外周动脉。

简而言之，体外反搏工作的主要原理就是：在心脏舒张时体外气囊充气加压，以增加上半身动脉的血液供应，并促进静脉回流，增加心排血量；在心脏收缩时气囊放气，可降低心脏排血阻力，减轻心脏负荷，从而产生有益的血流动力学效应。

211 体外反搏对心血管有哪些益处？

老张有活动后胸闷、胸痛，到医院检查诊断为冠心病心绞痛，最近做了冠状动脉旁路移植术，医生建议他进行体外反搏治疗。体外反搏会有哪些好处呢？体外反搏对心血管的益处主要体现在以下几个方面：

（1）对血流动力学的影响：体外反搏在气囊充气加压时可产生较高的舒张期增压波，提高动脉舒张压，与此同时静脉回心血量增加，气囊放气时压瘪的血管舒张，可降低循环的阻力，增加心排血量，增加组织灌注，从而有利于缺血性疾病和心功能不全的治疗。

（2）对心肌的影响：有研究表明，体外反搏可以改善心力衰竭患者的心脏功能，改善心肌重塑；可以改善左心室射血分数，提高心肌的运动能力，减轻心肌缺血患者的心肌损伤，拮抗心肌细胞和血管内皮细胞凋亡，对心肌结构和功能有显著的保护作用。

（3）对血管内皮的影响：体外反搏通过加速动脉系统血流速度，提高血管内皮的血流切应力刺激，启动一系列血管内膜保护相关的调控机制，可以有效促进内皮细胞结构和功能的修复，减轻氧化应激和血管炎性反应，对抗动脉粥样硬化的进展。

总之，体外反搏可以改善心功能和血管内皮功能，改善心肌供血，减轻心肌缺血症状，使得冠心病及心力衰竭患者明显获益，是一项安全、无创、低成本和高获益的治疗方法。

212 哪些心血管疾病适合进行体外反搏？

经过美国食品药品监督管理局认证批准的增强型体外反搏治疗适应证包括：①慢性稳定型心绞痛；②不稳定型心绞痛；③急性心肌梗死后；④充血性心力衰竭；⑤心源性休克。

根据我国30余年的临床应用经验，结合国外的指南，下列患者可能更多从增强型体外反搏治疗中获益：①有慢性心绞痛，但造影显示冠状动脉病变不严重，且无大面积心肌缺血，可以先试行增强型体外反搏治疗。②血管病变不严重，血管重建无必要或不可能，而单纯药物治疗症状控制欠佳者宜行增强型体外反搏治疗。③慢性心绞痛，左心室功能尚可，有1～2支冠状动脉病变，而左主干及前降支近端无阻塞，估计血管重建不可能提高存活率，增强型体外反搏可以作为重建术以外的另一项选择。④单支或多支冠状动脉有严重的弥漫性病变，且冠状动脉旁路移植术或多个支架治疗困难者，可考虑增强型体外反搏治疗。⑤估计冠状动脉旁路移植术不能降低其死亡率，放支架的成功率也不高者，可考虑增强型体外反搏治疗。⑥历经1次或多次血管重建术，但心绞痛仍反复发作，这类患者采用增强型体外反搏治疗为数最多。据统计占全美接受增强型体外反搏患者的85%以上。⑦为预防冠状动脉再狭窄，重建术后可采用增强型体外反搏预防。⑧医生和患者的意见：用以推迟或避免做血管重建术；患者想减少药物的使用，或想避免做血管重建术，或为改善心功能，提高生活质量。

由此可见，增强型体外反搏主要用于缺血性心脏病的治疗。脑卒中也是增强型体外反搏应用的主要适应证之一，近年来积累了大量的临床数据，可考虑将增强型体外反搏作为增加脑血流灌注的治疗手段。

213 哪些情况不宜进行体外反搏？

尽管体外反搏是一种安全性很高的无创性物理治疗方法，但仍有些情况禁忌或慎用。

（1）禁忌证：伴有可能干扰体外反搏设备心电门控功能的心律失常（如心室率过快的心房颤动、频发室性或室上性早搏）；各种出血性疾病或出血倾向；活动性血栓性静脉炎；失代偿性心力衰竭；严重肺动脉高压（平均肺动脉压＞50 mmHg）；严重主动脉瓣关闭不全；下肢深静脉血栓形成；需要外科手术的主动脉瘤；孕妇。

（2）需慎用体外反搏的情况：严重下肢动脉阻塞性疾病；血压高于180/110 mmHg 的患者，在体外反搏治疗之前应将血压控制至 140/90 mmHg 以下；心动过速的患者，应在体外反搏治疗之前将心率控制到 100 次/min 以下；严重心脏瓣膜疾病患者接受体外反搏治疗，如显著的主动脉瓣关闭不全，或严重的二尖瓣或主动脉瓣狭窄，可能导致患者静脉回流增加，从而无法从舒张期增压和降低心脏后负荷中获益。

（3）体外反搏应用的其他注意事项：有破裂风险的腹主动脉瘤不能进行型体外反搏治疗，直径＞4.0 cm 的腹主动脉瘤应在血管外科评估后再决定是否行体外反搏治疗；有植入的心脏起搏器和除颤器患者在适当的心电监护下也可获益于体外反搏，该类患者在治疗中要注意的问题是气囊充气/排气过程中产生的躯体运动，可能导致频率应答起搏器在治疗过程中触发起搏器介导心动过速，这种情况发生时应关闭频率应答功能；心房颤动患者，心室率应控制在 50～100 次/min，由于该治疗由心电门控触发，心房颤动患者充排气过程的不规律对部分患者可能造成心理上的不适，其临床疗效不受影响。

214 体外反搏的疗程以多长为宜？

体外反搏的标准疗程是根据中国早期研究结果并结合临床实验经验而确定的，已证实每天 1 次，每次 1 小时，每周 6 天，共 36 小时的治疗方案对绝大多数患者有效。因为目前我国已经采用每周 5 天工作制，故可将方案调整为与美国一致，即每天 1 次，每次 1 小时，每周 5 天，共 35 小时的体外反搏疗程。

对于心绞痛频繁发作、硝酸甘油使用率较高、曾经放过支架或者已行冠状动脉旁路移植术者可适当延长体外反搏的时间。

215 什么是双心疾病？

随着人们生活节奏加快，心理压力增加，在我国心血管疾病的患病率和死亡率仍不断上升的同时，心理障碍的发病率也逐年增高。心血管疾病患者合并心理障碍在临床上常见，当心血管疾病与心理障碍并存时被称之为"双心"疾病，双心疾病也包括以心血管疾病症状为主要表现而并没有患心血管疾病的单纯性心理障碍患者。研究表明，在心内科就诊的患者中，有 1/3 以上的患者存在"双心"问题，但由于传统的单纯生物医学模式，临床医生往往只考虑心血管问题而容易忽视精神心理问题。对双心疾病患者，只针对心血管疾病治疗，往往达不到满意的效果，由此进行的过度检查和治疗，不但增加了患者的医疗费用和心理负担，而且严重影响了患者的生活质量和预后。因此，提高医生和患者对双心疾病的认识很有必要。

216 精神心理因素对心血管有什么影响？

临床研究观察到，精神心理因素不但影响心血管疾病的发病，而且与患者病情的恶化相关，影响心血管疾病的康复。

（1）精神心理障碍可增加心血管疾病风险：心脏的跳动和血管的舒缩受中枢神经和自主神经的调节。精神心理障碍可通过影响中枢神经和自主神经的活动，引起类似心血管疾病的症状，如心悸、胸闷、胸痛、气短、出汗等；有的患者可出现情绪性血压升高或心律失常（如窦性心动过速、房性早搏、室性早搏、阵发心房颤动或短阵室性心动过速）；有的患者则可能出现冠状动脉痉挛（即冠状动脉发生一过性收缩），引发心绞痛、甚至心肌梗死；另有患者可出现应激性心肌病，引发急性心力衰竭、心源性休克，甚至引起心室颤动或心脏性猝死。长期的精神心理障碍可增加高血压、冠心病等心血管疾病发病的风险。有研究表明，抑郁症患者心血管疾病的危险性是无抑郁症患者的 2 ~ 3 倍。精神高度紧张或长期的精神压力会增加高血压患病的风险。情绪诱发高血压的典型例子是第二次世界大战时期，德军包围了苏联的列宁格勒。在长期的包围中，列宁格勒的居民中许多人出现了高血压，医学界称为"围城高血压"。

（2）精神心理障碍对心血管疾病患者有不利的影响：心情不好或情绪激动常常会加重冠心病患者的病情。强烈持久的情绪刺激（如愤怒、激动、强烈的自责等）可以使交感神经兴奋，引起心率加快、心肌耗氧增加，增加血液的凝固性，常常诱发心肌缺血、心绞痛、心肌梗死甚至猝死。强烈的焦虑、紧张、愤怒以及压抑等心理因素可以诱发血压增高，也是促进血压不稳定、诱发心脑血管事件的重要原因。在老年高血压患者中，情绪激动容易诱发脑中风等。在慢性心力衰竭患者中焦虑和抑郁的情绪十分常见，这些不良情绪不仅降低患者生活质量、治疗的依从性，而且增加患者的死亡率。

由此可见，精神心理因素对心血管疾病的发生、发展、治疗和预后均有重要的影响，管理好情绪，保持乐观开朗的心情，将有利于心血管疾病的防治。

217 心血管疾病患者有哪些常见的心理障碍？

心血管疾病患者常见的心理障碍主要有以下 4 种表现类型：①以抑郁症状为主；②以焦虑症状为主；③抑郁与焦虑症状合并存在；④以躯体化症状为主要表现。

焦虑是以无明显客观原因的内心不安或无根据的恐惧、精神紧张等为主的心理状态。抑郁则主要表现为精力减退、思维迟缓和持续的情绪低落。躯体化症状是一种以多种多样、经常变化的躯体症状为主要特征的神经症。症状可以涉及身体至少 2 个以上系统和器官，而体格检查和实验室检查不能发现与这些症状相关的躯体疾病证据，患者确有痛苦体验，不断求医，是综合医院常见的心理障碍。在临床上，多数患者焦虑、抑郁、躯体化症状常常合并存在，也可能以其中一种表现为主。

在心内科就诊的患者中，尤以焦虑症状或躯体化症状为主要表现者居多。心内科遇到的躯体化症状患者，主要表现为反复出现胸闷、胸痛、心慌、心悸、气促、头晕、乏力等心血管疾病相关症状，常常无明显诱因或情绪紧张时发作，持续时间不等，可持续数秒，亦可持续数小时或数天。而这些躯体症状往往会掩盖患者存在的心理问题，易造成误诊漏诊。当患者的躯体症状不能用客观的检查结果来解释时，应想到患者是否存在双心疾病，通过仔细询问病史，往往能够发现患者所伴有的兴趣减退、紧张、心烦不安、睡眠障碍等焦虑抑郁症状。

218 焦虑障碍有哪些表现？

焦虑障碍具体有哪些表现呢？实际上，根据起病缓急和症状严重程度的不同可将焦虑障碍分为慢性焦虑障碍和急性焦虑障碍。

（1）慢性焦虑障碍：又称广泛性焦虑障碍是一种以焦虑为主要临床表现的精神障碍，患者常常有不明原因的提心吊胆、紧张不安，并有显著的自主神经功能紊乱症状、肌肉紧张及运动性不安。

广泛性焦虑障碍起病缓慢，可与一些心理社会因素有关，尽管部分患者可自行缓解，但多表现为反复发作，症状迁延，病程漫长，导致患者社会功能下降。

患者除精神上的过度担心之外，常伴有注意力难于集中，易疲劳和睡眠障碍，如难以入睡、睡中易惊醒；情绪易激惹等。有的患者可出现肌肉酸痛，多见于胸部、颈部及肩背部肌肉，紧张性头痛也很常见，有的患者可出现肢体的震颤。患者常伴有自主神经功能紊乱的表现，如心动过速，血压不稳，胸闷、气短，皮肤潮红或苍白，口干，便秘或腹泻，出汗，尿意频繁等。有的患者可出现早泄、阳痿、月经紊乱等症状。

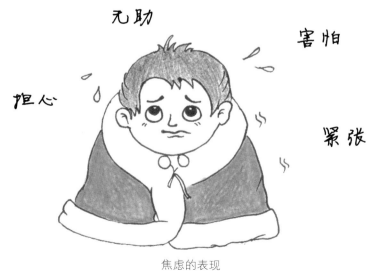

焦虑的表现

（2）急性焦虑障碍：又称惊恐障碍或惊恐发作，是反复出现显著的心悸、出汗、濒死感或失控感。典型的惊恐障碍是间歇性发作的，当患者处于发作间歇期可能不会出现任何特殊的症状。患者可在没有任何诱因的情况下突然发作，表现为突如其来的惊恐、心脏剧烈地跳动，胸口憋闷，呼吸困难。由惊恐引起的过度呼吸可造成呼吸性碱中毒（二氧化碳呼出过多导致血液偏碱性），又会诱发四肢麻木、口周发麻、甚至抽搐等，进一步加重患者的恐惧，使患者精神崩溃。常常促使患者到医院看急诊，医生易误诊为心血管疾病的发作，但心血管相关检查往往无明显异常。一般急性焦虑发作持续数分钟或数十分钟，可自行缓解或经输氧、输液后缓解。

219 抑郁障碍有哪些表现？

抑郁障碍是以显著而持久的心境低落为主要临床特征，临床表现可从闷闷不乐到悲痛欲绝，多数病例有反复发作的倾向，每次发作大多数可以缓解，部分可有残留症状或转为慢性。抑郁的核心症状包括情绪低落、兴趣缺乏和快感缺失，可伴有躯体症状、自杀观念和行为等。发作应至少持续2周，并且不同程度地损害社会功能，或给本人造成痛苦和不良后果。

抑郁障碍患者常伴有躯体不适症状，主要有睡眠障碍（如早醒或入睡困难，睡眠不深、少数患者表现为睡眠过多）、食欲减退、性欲减退、体重下降、便秘、躯体疼痛不适、乏力、自主神经功能失调症状等。躯体不适可涉及心血管、消化、神经等多个系统或脏器。少数患者可出现为食欲增强、体重增加。

儿童和老年患者的抑郁症状常不典型。儿童患者多表现为兴趣减退，不愿参加游戏，退缩，学习成绩下降等。老年患者除抑郁心境外，焦虑、易激惹、敌意、精神运动性迟缓、躯体不适主诉等较为突出，病程较冗长，易发展成为慢性。

220 哪些情况提示心血管疾病患者合并心理障碍？

到心内科就诊的患者，很大一部分是确诊了心血管疾病的患者，另一部分是有胸痛、胸闷、心慌、心悸、气促、乏力等心血管疾病相关症状但尚未确诊心血管疾病的患者。什么情况下应考虑患者存在心理问题呢？当心血管疾病患者出现下列表现时应考虑患者存在心理障碍。

（1）心血管症状与体征及相关检查不相符或不能用患者所存在的心血管疾病来解释：例如，某患者患高血压多年，经常感觉胸痛、心悸、气促，与活动无关，经抽血化验、心电图、24 小时动态心电图、胸部 X 线、心脏 B 超和冠状动脉造影等检查均未见异常，此时应注意患者是否存在心理问题。

（2）心血管疾病的严重程度及病程迁延超过预期水平：例如，风湿性心脏病患者瓣膜置换术后半年，仍感心悸、气促、乏力，经血液、心电图及心脏 B 超检查结果良好，提示患者可能存在心理问题。

（3）经有效治疗后客观证据显示恢复良好，但临床症状仍频繁发作：如冠心病支架植入术后患者，给予积极药物治疗，仍有反复胸闷、胸痛发作，症状发作时心电图无心肌缺血改变，应注意患者可能存在心理问题。

（4）伴有难以解释的其他系统的症状，包括焦虑抑郁障碍常见的躯体症状如头晕、头痛、胃肠不适、尿频、尿急、乏力、睡眠问题、心烦不安、情绪低落、有轻生念头等，提示患者存在心理问题。

（5）除了存在上述情况之外，如果患者有过负性生活事件及环境变迁、有心理障碍既往史及家族史，则支持双心疾病的诊断。

221 有什么方法帮助识别心血管疾病患者存在心理问题？

心理问题的识别不像躯体疾病可通过实验室检查、超声、X 线或 CT、心导管等检查来明确诊断，详细的病史询问对诊断很有帮助，以下方法有助于心理障碍的筛查和识别：

（1）详细的病史询问和必要的检查：应详细询问患者躯体症状的特点，如胸闷、胸痛的部位、性质、持续时间、诱因及缓解方式，以了解这些躯体症状是否符合躯体疾病的诊断，如未进行过检查者应进行必要的检查（如血常规、肝肾功能、电解质、血脂、血糖，心电图，运动平板心电图、X 线胸片或 CT，心脏、腹部超声等），如果客观的检查结果无明显异常或结果虽异常但不能用躯体疾病或患者的症状来解释时，要注意患者有可能存在心理问题。应进一步询问以下 3 个问题：①是否有睡眠不好？②是否有心烦不安，或对以前感兴趣的事情失去兴趣？③除了心脏相关的症状之外，是否有其他身体不适（如头昏、乏力、气短、腹胀、呃气、尿频、出汗等），但多次检查都没有发现能够解释的原因。3个问题中如果有2个回答是，则存在心理障碍的可能性较大。

（2）采用评价情绪状态的量表进行筛查：广泛性焦虑问卷7项可对广泛性焦虑障碍进行初步筛查，患者健康问卷-9项有助于抑郁的筛查，患者健康问卷-15和躯体症状自评量表（SSS）有助于心理障碍所致躯体化障碍的筛查。量表评分也有助于心理障碍严重程度的判断，对于评分考虑为重度焦虑、抑郁或躯体化障碍的患者建议看精神心理科。其发生发展与心理社会因素密切相关，而以躯体症状表现为主的疾病称为心身障碍，最近国内学者提出的心身症状量表有助于心身相关障碍的评估。（表11-2~表11-6）

表11-2　广泛性焦虑问卷7项

在过去2周，有多少时间您受以下任何问题困扰？（在您的选择下打√）	0=完全不会	1=几天	2=一半以上的日子	3=几乎每天
感觉紧张、焦虑或着急				
不能停止担忧或自我控制担忧				
对各种各样的事情担忧过多				
很难放松下来				
由于不安而无法静坐				
变得容易烦恼或急躁				
感到似乎将有可怕的事情发生而害怕				

注：0~4分没有焦虑，5~9分提示可能有轻度焦虑，10~15分可能有中度焦虑，>15分可能有中重度焦虑。

表11-3　患者健康问卷-9项

在过去2周，有多少时间您受以下任何问题困扰？（在您的选择下打√）	0=从来没有	1=偶尔几天有	2=经常有（过去2周里，多于1周有）	3=几乎每天有
做事缺乏兴趣				
感到沮丧、失落、绝望				
睡眠不好，睡眠不深或睡眠不足				
感觉疲惫				

在过去 2 周，有多少时间您受以下任何问题困扰？（在您的选择下打 √）	0 = 从来没有	1 = 偶尔几天有	2 = 经常有（过去 2 周里，多于 1 周有）	3 = 几乎每天有
食欲不好，或者暴饮暴食				
感觉自己失败，或感觉给你自己或者你的家庭带来失败				
阅读或者看电视时不能集中注意力				
他人可以察觉到你说话或者移动速度变慢了，或者跟往常比因为烦躁不安而走动增多				
有自杀的念头或者想用某种方式伤害自己				

注：0～4 分没有抑郁，5～9 分提示有轻度抑郁，10～15 分可能有中度抑郁，>15 分可能有中重度抑郁。

表 11-4　患者健康问卷-15

在过去 1 个月内您是否出现过下述症状？	没　有	有　点	大　量
胃痛	0	1	2
背痛	0	1	2
手臂、腿、关节疼痛（膝、髋关节等）	0	1	2
痛经或月经期间其他的问题（仅女性回答）	0	1	2
头痛	0	1	2
胸痛	0	1	2
头晕	0	1	2
短时间晕倒	0	1	2
感觉心砰砰跳动或跳得很快	0	1	2
气短	0	1	2
性行为时疼痛或其他问题	0	1	2
便秘或腹泻	0	1	2
恶心、胀气或消化不良	0	1	2
感觉很疲劳或精力不足	0	1	2
睡眠	0	1	2
合计			

注：0～4 分没有躯体化，5～9 分提示轻度躯体化，10～14 分中度躯体化，>15 分重度躯体化。

表 11-5　躯体化症状自评量表（SSS）

姓名：_____　性别：____　年龄：____　评定日期：_____　电话：_____

受教育程度：_____　职业：____　病程：____　所用药物：_____

您发病过程中可能存在下列各种症状，如果医生能确切了解您的这些疾病症状，就能给您更多的帮助，对您的治疗有积极影响。请您阅读以下各栏后，根据您发病过程中的实际情况选择对应的分值。

◆　没有：发病或不舒服时，没有出现该症状；

◆　轻度：发病或不舒服时，有该症状但不影响日常生活；

◆　中度：发病或不舒服时，有该症状且希望减轻或治愈；

◆　重度：发病或不舒服时，有该症状且严重影响日常生活。

发病时存在的症状	没 有	轻 度	中 度	重 度
头晕、头痛	1	2	3	4
睡眠障碍（入睡困难、多梦、易惊醒、早醒、失眠）	1	2	3	4
易疲劳乏力	1	2	3	4
情绪不佳、兴趣减退	1	2	3	4
心血管症状（心慌、胸闷、胸痛、气短）	1	2	3	4
易紧张不安或担忧害怕	1	2	3	4
易产生消极想法、多思多虑	1	2	3	4
记忆力减退、注意力下降	1	2	3	4
胃肠道症状（腹胀、腹痛、食欲下降、便秘、腹泻、口干、恶心）	1	2	3	4
肌肉酸痛（颈部、肩部、腰部、背部）	1	2	3	4
易伤心哭泣	1	2	3	4
手脚或身体某部发麻、刺痛、抽搐	1	2	3	4
视物模糊	1	2	3	4
易激动烦躁、对声音过敏	1	2	3	4
强迫感（强迫思维、强迫行为）	1	2	3	4
肢体易出汗颤抖或忽冷忽热	1	2	3	4
经常会担心自己生病	1	2	3	4
呼吸困难、喜大叹气	1	2	3	4

续表

发病时存在的症状	没 有	轻 度	中 度	重 度
咽部不适、喉咙有阻塞感	1	2	3	4
易尿频、尿急	1	2	3	4

得分：_____

初始评分：≤29分，基本正常；30~39分，轻度心理情绪问题；40~59分，中度心理情绪问题；≥60分，重度心理情绪问题。

表11-6 心身症状量表（PSSS）

请仔细阅读每一条，把意思弄明白，然后根据您最近一个月的实际情况，选择最适合您的答案。

序 号	项 目	没 有	小部分时间	相当多时间	绝大部分或全部时间
1	头昏、头胀或头晕	0	1	2	3
2	两眼憋胀、干涩、视物模糊	0	1	2	3
3	部位不定的烧灼感、紧束感	0	1	2	3
4	四肢颤抖、发麻	0	1	2	3
5	情绪低落、消沉或绝望	0	1	2	3
6	心前区不适、心慌（心率加快）、心悸（心跳加强）	0	1	2	3
7	胸闷、气急、呼吸困难	0	1	2	3
8	喉部不适感	0	1	2	3
9	耳鸣或脑鸣	0	1	2	3
10	做事时无兴趣、不快乐、无动力、无意义	0	1	2	3
11	比平常更容易发脾气、冲动	0	1	2	3
12	感到紧张、担心、害怕或濒死感	0	1	2	3
13	口干、舌苔厚腻	0	1	2	3
14	嗳气、反酸或烧心	0	1	2	3
15	打嗝、恶心、呕吐	0	1	2	3
16	肠鸣、腹胀、腹泻、便秘	0	1	2	3
17	常常回避使你紧张的场景	0	1	2	3
18	尿频、尿急、夜尿增多、排尿困难	0	1	2	3

序 号	项 目	没 有	小部分时间	相当多时间	绝大部分或全部时间
19	会阴部不适感	0	1	2	3
20	遗精早泄（限男性）/月经不调或痛经（限女性）	0	1	2	3
21	常有伤害自己的想法	0	1	2	3
22	手脚心发热、全身阵热阵汗或怕冷、四肢发凉、感觉有凉气进入身体	0	1	2	3
23	疼痛，如全身或局部疼痛、游走性疼痛等	0	1	2	3
24	感到全身乏力	0	1	2	3
25	感到不得不去重复做某些事或想某些问题	0	1	2	3
26	入睡困难、易醒、早醒	0	1	2	3

心理（P）因子：_____分　躯体（S）因子：_____分　总分：_____分

评分标准：本量表是由袁勇贵教授领衔编制的一份评估心身健康状况的自评问卷，共26个条目，用于评估患者近1个月来心身症状的严重程度，识别可能的心身相关障碍患者，被调查者需要评价自己近1个月来各项症状的频率（"没有""小部分时间""相当多时间"和"绝大部分时间或全部时间"）。量表分为2个因子，分别为心理（psychological，P）因子和躯体（somatic，S）因子。其中，P因子包含条目5、10、11、12、17、21和25；S因子包含剩余条目。因子分为该因子所包含所有条目得分的和，总分为26个条目得分的总和。男性患者PSSS总分≥10分、女性≥11分提示可能存在心身相关障碍。

222 心血管疾病患者合并心理障碍如何治疗？

心血管疾病合并心理障碍患者也就是双心疾病患者应给予双心治疗，即包括针对心血管疾病和心理障碍两个方面的治疗。对于存在双心问题的患者要仔细分析患者的症状是由心血管疾病所致还是心理问题所致，而给予相应的治疗，对于心理问题严重者建议转精神心理科治疗。下面主要介绍有关心理障碍的治疗方法。

（1）心理治疗：心血管疾病患者常因对疾病不了解、误解和担忧导致情绪障碍，需要从心理上帮助患者重新认识疾病，合理解释患者心脏疾病转归和预后，纠正患者不合理的负性认知，恢复患者的自信心。具体心理疗法有认知行为治疗（CBT）、人际关系治疗（IPT）等。CBT可以通过改善抑郁焦虑患者的错误认知，树立理性的信念，发挥主观能动性。目前已有研究表明CBT干预后冠心病患者焦虑抑郁状态改善，同时降低了心血管事件的发生率。

（2）药物治疗：目前有安全性证据用于心血管疾病患者的抗抑郁药包括以下几种。

1）选择性5-羟色胺再摄取抑制药：是治疗焦虑抑郁障碍的一线用药，研究认为该类药物用于心血管疾病患者相对安全，常用的有舍曲林、（艾司）西酞普兰、帕罗西汀、氟西汀等。该类药物起效较慢，一般需要2周以上起效，其镇静作用较轻，可白天服用；若患者出现困倦乏力可晚上服用。为减轻胃肠道刺激，通常餐后服药。建议心血管疾病患者从药物说明书上推荐的最小剂量的半量开始，老年体弱者从1/4量开始，每5～7天缓慢加量至最低有效剂量。

2）苯二氮䓬类：用于焦虑症和失眠的治疗。特点是抗焦虑作用起效快。常用的药物有地西泮、阿普唑仑、艾司唑仑、氯硝西泮、劳拉西泮、奥沙西泮等。由于此类药有一定成瘾性，现在临床一般作为抗焦虑初期的辅助用药，较少单独使用控制慢性焦虑。有呼吸系统疾病者要慎用，易引起呼吸抑制，导致呼吸困难。长期使用会产生药物依赖，突然停药可引起戒断反应。建议连续应用不超过4周，逐渐减量停药。唑吡坦和佐匹克隆是在苯二氮䓬类基础上开发的新型助眠药物，特点是对入睡困难效果好，晨起没有宿醉反应，但不能改善早醒，没有抗焦虑作用。

3）氟哌噻吨美利曲辛：该药含有神经松弛剂氟哌噻吨和抗抑郁药美利曲辛两种成分。适用于轻中度焦虑抑郁、神经衰弱、心因性抑郁、抑郁性神经症、隐匿性抑郁、心身疾病伴焦虑和情感淡漠、更年期抑郁、嗜酒及药瘾者的焦躁不安和抑郁患者。心肌梗死急性期、循环衰竭、房室阻滞、未经治疗的闭角性青光眼、急性酒精、巴比妥类药物及鸦片中毒者禁用，禁与单胺氧化酶抑制药同服。此药是综合科室应用最广泛的药物，其特点是对轻中度心理障碍疗效好，见效快，但突然停药常出现戒断反应，应注意逐渐减量后再停用。

4）其他药物：曲唑酮主要用于有轻中度抑郁或焦虑合并失眠的患者，

该类药物可引起体位性低血压，建议睡前服用。文拉法辛、度洛西汀和米氮平抗焦虑抑郁效果较好，但有升高血压风险，也可促进食欲、增加体质量和糖代谢紊乱风险，目前临床上用于心血管疾病患者的安全性还不明确。单胺氧化酶抑制药临床很少用。5-羟色胺（A 受体激动药）丁螺环酮、坦度螺酮，具有抗焦虑作用，可作为高血压伴焦虑患者的用药。三环类和四环类抗抑郁药，因不良反应多，药物相互作用复杂，目前已不用于抗抑郁和抗焦虑的一线用药。但小剂量用药有一定优势，如小剂量氯米帕明（每晚 50 mg），对不典型疼痛有效（不依赖其抗焦虑作用）；小剂量阿米替林或多虑平夜间用，有催眠作用，而没有肌肉松弛作用或剂量耐受性。该类药物有导致 QT 间期延长和恶性心律失常风险，不建议用于心血管疾病患者，禁用于心肌梗死急性期、有严重房室阻滞和心电节律不稳定的患者。

（3）其他治疗：包括运动疗法、健康行为的鼓励、放松训练和生物反馈技术等，均有助于缓解患者的焦虑抑郁情绪，促进双心疾病的恢复，减少患者心血管事件再发，可根据患者的个体化需要进行。

〔许丹焰　刘　琼　张　超　王亚婷　陈静远　郭　媛　桂娅君　廖彩秀　胡佳惠　李盛岚〕

第十二章 心血管疾病患者的护理

223 吸氧时的护理应注意什么？

心血管疾病、肺部疾病等导致机体缺氧时，吸氧是基本的治疗方法之一。吸氧可提高血液中的氧含量，有利于改善机体组织缺氧，减轻呼吸困难、胸痛、发绀等缺血缺氧症状。无论是在医院还是在家里，吸氧时应注意以下几点：

（1）氧气是助燃气体，使用时应注意防火、防热、防油、防震、防管道堵塞。严禁在使用氧气的空间内吸烟。

（2）合并有慢性阻塞性肺疾病的患者，应低流量（1~2 L/min，浓度是25%~29%）给氧，吸入高流量高浓度的氧气，容易抑制其呼吸中枢，反而会加重缺氧，甚至导致患者死亡。

（3）吸氧时间每天至少达到15小时，氧气浓度控制在24%~28%，才能达到氧疗效果。

（4）氧气吸入需要经过湿化，以减轻对呼吸道黏膜的损害。

（5）吸氧工具要定时清洗更换，严格消毒，吸氧导管要检查是否有分泌物堵塞，并及时更换，防止感染。家庭吸氧装置常用消毒方式：70%乙醇浸泡30分钟，蒸馏水冲洗后沥干备用。

（6）氧气要使用医用氧气，切勿用工业氧。

224 床旁心电监护时应注意什么？

心血管疾病患者在住院期间常常需要进行床旁心电监护。心电监测的内容除了能够持续地进行心电和心率的监测之外，还可对血压、体温、呼吸和血氧饱和度进行监测，这些信息对于病情的观察和诊断均具有重要的作用。了解床旁心电监护的注意事项，有助于保证更及时、更准确地提供病情变化信息，下面介绍几点主要的注意事项。

（1）了解心电监护仪上显示的数据及正常范围：监护仪屏幕上可持续显示心电、呼吸和血氧饱和度的波形，同时可显示心率、体温、呼吸、血压和血氧饱和度等数据。正常成人在清醒安静状态下的心率是 60～100 次/min，但在卧床休息状态下心率可减慢至 40～50 次/min，情绪激动或走动时心率会有所加快；血压的正常范围是 90～140/60～90 mmHg；体温正常范围是 36.3 ℃～37.2 ℃；正常的呼吸频率是 12～20 次/min；正常人的血氧饱和度一般 > 94%，不应 < 90%。如果发现上述数值异常，应及时告之医生或护士。

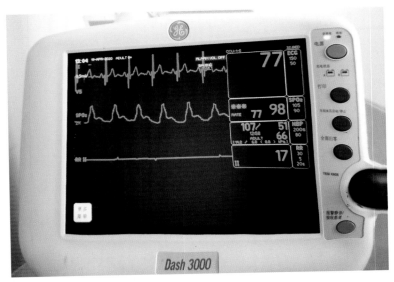

心电监护仪显示屏

从上至下分别显示的数据是：心率 77 次/min，血氧饱和度 98%，血压 107/51 mmHg，呼吸 17 次/min

（2）注意爱护仪器：患者使用过程中不应用力拉扯导线和电源线，也不可自行调节仪器，以防损坏仪器。如需临时脱离机器，如更换衣物、下床活动等，需请护士帮助。

（3）保证监测数据的准确性：使用监护仪时，应避免使用移动电话以及其他可产生强电磁干扰的设备，以免监测的波形和数值受其干扰。如有电极片脱离或者导线松动等情况时，应及时告知护士。

（4）保持情绪稳定：在监护的过程中，应避免过分的关注监护的数值而产生焦虑紧张的情绪。调整好心态，保持情绪稳定才有利于疾病的康复。

（5）避免交叉感染：接触患者的部分都为专人专用，并有定期消毒，在使用过程中勿自行将这些部分接触除患者之外的其他人员。

225 静脉输液时应注意什么？

静脉输液是一种常用的给药方法，在静脉输液过程中需注意的事项如下：

（1）输液前：①了解输液的目的、药物名称、作用及不良反应，并对全日的用药量、输液速度、输入液体所需时间等做到心里有数。②排空大小便、穿好患者服、取舒适卧位。

（2）输液中：①勿随意调节输液速度。输液速度成人一般为 40 ~ 60 滴/min，心力衰竭患者需减慢输液速度，某些特殊要求的药物护士会另行告知，并将输液速度调节好，所以不要自行调节滴数，如发现输液速度过快或过慢，应按铃呼叫护士。②注意病情观察。如在输液过程中出现心慌、憋气、寒战、高热、穿刺局部肿胀、疼痛、皮肤瘙痒等情况，请关闭调节器，马上按铃呼叫护士。对于儿童、老年和意识障碍患者，家属应配合护士加强观察。③防止针头滑出。改变体位时，注意穿刺侧肢体的活动幅度不宜过大，以保证输液针头不滑出穿刺点。勿举瓶入厕。

（3）输液后：①拔针后用消毒棉签迅速按压针眼和针眼的近心端 1 ~ 2 cm的范围 3 ~ 6 分钟，凝血功能差和使用抗凝血药者需按压 15 分钟以上，以防止穿刺点出血，按压时不可边按边揉。如果发生进针点处再出血的情况可再次以棉签按压更长的时间止血。②缓慢改变体位。在输液完成后，不要突然起身或变化体位，以防意外发生。③如发现穿刺部位红斑、疼痛或静脉条纹形成，应立即告诉护士，由护士根据情况进行处理。

226 使用静脉留置针时应注意什么？

住院患者常常需要静脉输液治疗，静脉留置针是在静脉穿刺后将柔软的导管留置在血管内以方便重复静脉输液的一种方法。其可减轻患者痛苦、保护患者血管，且便于急、危重患者的抢救用药，因而得到了广泛应用。

使用静脉留置针时应注意：①在输液完毕后，留置针的位置不能与水接触，其表面的敷料松脱或潮湿应及时告知护士，给予更换；②留置针所在肢体不宜提取重物及用力活动，避免长时间下垂，以避免移位或阻塞；③留置针留置的时间一般为 48 ~ 72 小时，最长不能超过 96 小时，使用前后需要用生理盐水或肝素盐水冲管，以保持针管通畅。

227 留置导尿管的患者应如何护理？

留置导尿术是指在严格无菌操作下，将导尿管经尿道插入膀胱并保留在膀胱内，引流出尿液的方法。有尿潴留的患者或需严密观察尿量的患者常常需留置导尿管，对于此类患者的日常护理如下：

（1）预防感染：①每天用 0.1% 苯扎溴铵溶液清洁尿道口 2 次。②每天更换尿袋 1 次，也可根据尿袋性能酌情延长更换时间，但不可以重复使用。定时排空尿袋中的尿液，并严格遵守无菌操作原则，防止尿袋开放活塞受到污染。③接触尿袋活塞前后要清洁双手，排空尿液后及时关闭活塞，以保持尿袋的密闭性和无菌性。④若尿管脱出或者留置导尿的无菌性和严密性受到破坏时，需要立即更换导尿管。如未发生脱离和堵塞的情况导尿管一般每 4 周更换 1 次。

（2）尿管安全管理：①避免导尿管及引流管受压、扭曲、堵塞。②患者下床活动时，要妥善安置导尿管及尿袋。可用胶布将尿管远端固定在大腿上，尿袋应始终低于膀胱高度，防止尿液逆流。③翻身和活动时避免过度牵拉，以免尿道口损伤和水囊破裂造成脱管。④若发现尿道口溢尿，检查导尿管是否插得过深，轻轻牵拉尿管，使气囊卡在尿道口。

（3）合理饮食：主要以清淡易消化的饮食为主，如无心力衰竭，可多食含水分多的食物。每天摄入足够的液体，使尿量维持在 2000 mL 以上，可以达到自然冲洗尿路的目的，减少尿路感染和尿结石的发生。但心功能不全或心力衰竭患者入水量（包括摄入和输液量）不宜过多，以免加重心脏负担，使病情加重。

（4）尽早拔管：每天评估导尿管的必要性，尽可能缩短置管时间，避免感染。拔管前采用间歇性夹管方式，训练膀胱肌功能。夹闭导尿管，每 4 小时开放 1 次，使膀胱定期充盈和排空。也可根据患者的尿意和膀胱充盈程度决定开放时间，以促进膀胱功能的恢复。

228 什么是压疮？

长期卧床不能自己翻身的患者，如果护理不当，患者的臀部或骶部常常容易出现发红和溃烂，医学上称为压疮，又称褥疮。压疮是由于身体局部组织长期受压、血液循环障碍、组织缺血缺氧所致的皮肤软组织局限性损伤。压疮通常发生在容易受压的骨隆突处，如长期卧床患者常发生在臀部的骶尾处。多见于截瘫、昏迷、年老体弱、病情危重等长期卧床的患者。轻者表现为局部皮肤变红呈紫色或褐红色或有水疱形成，重者皮肤破损、溃烂、化脓，有臭味，甚至到达骨骼，更严重者还可能出现脓毒败血症危及患者的生命。

229 如何避免压疮发生？

压疮发生多与患者的活动能力下降、局部皮肤抵抗力降低和机体营养缺乏等因素相关，可从以下几个方面预防或避免压疮的发生。

（1）避免局部持续受压：对于长时间卧床不起的患者，可使用气垫床，每2小时帮助患者翻身1次，必要时预防性使用泡沫敷料保护骨隆突处。

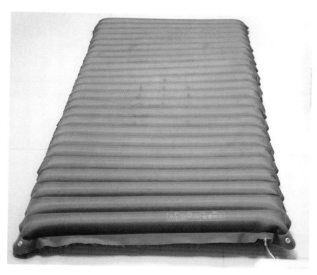

防压疮充气床垫

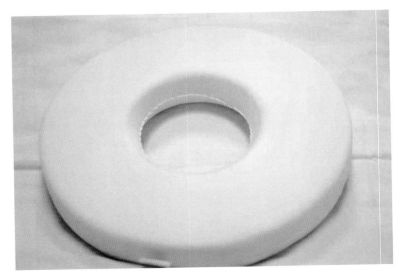
防压疮臀部充气垫

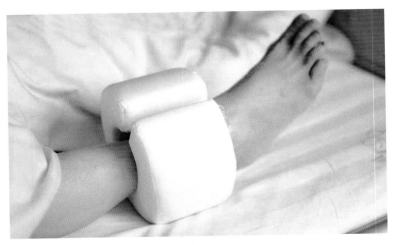
防压疮圈及踝骨垫

（2）保持皮肤清洁和适度湿润：穿宽松的棉质衣物，保持床单平整干净及皮肤清洁，及时清洁汗液和其他排泄物，防止皮肤浸渍；对过于干燥的皮肤使用滋润护肤品。

（3）加强营养：心血管疾病患者在低盐低脂饮食的前提下，应注意补充高蛋白（如瘦肉、鱼肉、牛奶）和充足维生素（如新鲜蔬菜、水果）等易吸收食物。

230 对于压疮患者如何进行护理？

当患者发生压疮时，其护理的措施如下：

（1）识别和纠正导致压疮的因素：①避免创面进一步受压，如使用气垫床、加强翻身等；②加强营养支持，补充足够的蛋白质、充足的维生素和矿物质，同时保证摄入适当的水分；③积极处理影响创面愈合的全身因素，如纠正心力衰竭、控制好血糖和治疗全身感染等。

（2）局部伤口处理：①避免伤口创面进一步受到创伤或者污染或者过于干燥；②根据压疮严重程度的不同，选择适合伤口特性的敷料覆盖伤口，24～48小时更换1次，如存在死腔时需用疏松敷料填充，存在创面感染时使用抗感染的敷料等；③严重者需行清创手术。压疮较严重局部已出现破溃的患者，应到医院由专业的医护人员进行治疗。

（3）加强预防宣教：使患者及照顾者了解压疮的发生原因、预防和护理的知识，预防再发。

231 高血压患者日常生活应注意什么？

高血压是一种慢性病，一旦确诊之后，大多数患者须长期服药治疗。长期坚持健康的生活方式对血压的良好控制也很关键，可达到辅助降压，减少用药的效果。高血压患者日常生活应注意以下几个方面：

（1）掌握知识：应学会高血压的自我管理，知晓治疗后血压应达到的目标水平，了解服用药物的名称、剂量以及服药的时间和次数，了解各类抗高血压药常见的副作用（详见高血压章节），每天按时服药。

（2）监测血压：建议自购国际标准认证合格的上臂式电子血压计，以便于定期自测血压，了解血压是否稳定地维持于目标水平。随着互联网+技术的飞速发展，近年来开发出来的智能血压计能与计算机或手机联网，为血压的远程管理提供了可能。如"潇湘善医健康"等网络平台建立了高血压互联网+专家管理平台，使高血压患者在家就能得到专家的指导。

（3）合理饮食：饮食宜清淡。每天食盐摄入总量应＜6 g，烹调时可用量具称量加用食盐量，如特制的盐勺或普通啤酒瓶盖去掉胶皮水平装满可盛 6 g 食盐。日常生活中食盐的来源还有腌制、卤制和泡制的食品，应尽量少吃。甜食、油脂多的食物，也不宜多吃。应多吃新鲜蔬菜水果，蛋类每周 3~4 个，鱼类每周 3 次左右。晚餐不宜吃太多，不吃夜宵，晚餐营养过剩，消耗不掉的脂肪就会在体内堆积，易引起肥胖和血压升高。

（4）规律运动：建议进行中等强度的运动，每周 5~7 次，每次持续 30 分钟或累计 30 分钟。运动的形式可根据自己的爱好灵活选择，步行、快走、慢跑、游泳、气功、太极拳均可，但应注意量力而行、循序渐进。

（5）戒烟限酒：吸烟会增加高血压病患者发生心血管疾病的风险。高血压患者应彻底戒烟，避免吸二手烟。过量饮酒会加重高血压，建议高血压病患者不饮酒。如饮酒，则应控制量，白酒每天不超过 50 g，葡萄酒每天不超过 100 g，啤酒每天不超过 250 g。

（6）控制体重：建议通过合理饮食和适当运动将体重控制在理想范围，即使体质指数（BMI）保持在 20~24 kg/m² ［BMI = 体重（kg）÷身高（m）的平方］，腰围以女性不超过 80 cm，男性不超过 85 cm 为宜。

（7）保持良好的情绪和睡眠：情绪激动、精神紧张、睡眠不足和过度疲劳等，均会导致血压升高和波动。应保持平和、乐观的心态，注意劳逸结合，不要熬夜，则有利于血压的控制。

（8）其他方面：当气候改变尤其是天气转冷时，易出现血管收缩，血压急剧上升，应注意加强血压的监测，当发现血压升高时，应酌情增加抗高血压药的剂量和种类。高血压患者特别是老年人，在用药期间还请注意体位改变时动作宜缓慢，切忌突然从蹲位站起或突然扭头，以免引起头晕、跌倒等意外。

232 高脂血症患者的日常生活应注意什么？

血脂受饮食及生活方式的影响，饮食治疗和生活方式的改善是治疗高脂血症的基本措施。无论是否服用降血脂药治疗，都必须坚持控制饮食和改善生活方式。高脂血症患者在日常生活中应注意以下几点。

（1）低脂饮食：每天脂肪摄入量不超过总热量的 30%，其中动物性脂肪不超过 10%，每天胆固醇摄入量不超过 200 mg。应避免食用动物性脂肪和胆固醇含量较高的食物，如猪脑、动物内脏、蛋黄、虾头、蟹黄、鱼子、

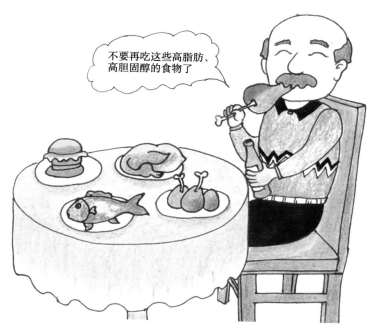

高脂血症患者应注意低脂饮食

猪脚、奶油、肥肉、油炸食品、可可油等。脂肪摄入应优先选择富含 n-3 多不饱和脂肪酸的食物（如深海鱼、鱼油、植物油），建议食用低胆固醇、低动物性脂肪食物，如鱼、瘦肉、豆制品等。

（2）规律运动：建议每周至少进行 5 次中等强度的身体活动，累计 150 分钟以上。

（3）保持理想体重：超重和肥胖者应通过节食和运动使体重保持在理想水平。

（4）戒烟限酒：高脂血症加上吸烟，可以说是雪上加霜，两者对血管可产生协同的损伤作用，显著增加心脑血管疾病发病的风险。吸烟者应彻底戒烟，避免吸二手烟。饮酒量的控制与高血压一样，不宜过量。

（5）合理选用降血脂药：血脂高有不同类型，药物的选择也不一样，应在医生指导下选用合适的降血脂药。但需要强调的是，已经患有动脉粥样硬化性心血管疾病的患者（如冠心病、冠状动脉支架植入术后或冠状动脉旁路移植术后的患者），即使血脂不高也需要长期服降血脂药。

（6）监测血脂水平和药物不良反应：高脂血症患者至少应每年复查 1 次血脂，以了解血脂是否达到理想水平。服降血脂药治疗的患者，应在服药4~6周后复查血脂，同时注意监测肝功能和血肌酸激酶（CK）水平，以观察药物的疗效和副作用。服药期间如果出现肌肉酸痛、肌无力等不适，应及时就医。

233 病情稳定的冠心病患者日常生活应注意什么？

冠心病是一种与生活方式密切相关的疾病，良好的生活习惯，可有效降低冠心病的发病率、复发率和死亡率。病情稳定的冠心病患者（包括病情稳定的劳力性心绞痛、陈旧性心肌梗死和冠状动脉内放了支架或做了冠状动脉旁路移植术后的患者）的日常生活应注意以下几点：

（1）掌握知识：应了解冠心病的主要危险因素、主要症状、长期服用药物的种类及注意事项等。

（2）清淡饮食：饮食应少油少盐，请参考高血压和高脂血症患者的饮食注意事项。

（3）适量运动：建议在医护人员的评估和指导下开展适量运动。运动时应遵循热身—运动—放松三步曲的原则，即1次运动单元总持续时间30~60分钟，包括热身阶段5~15分钟，运动时间20~30分钟，放松阶段5~15分钟。运动频率以每周3~5次为宜。以下特征提示运动量适宜：运动时稍出汗，轻度呼吸加快、不影响对话；运动结束，加快的心率在休息后5~10分钟恢复；运动后轻松愉快，食欲和睡眠良好，无持续的疲劳感或其他不适感。

（4）控制危险因素：包括戒烟，血压、血脂和血糖的管理。吸烟除了能引起心绞痛发作之外，还会增加心脏性猝死的风险。冠心病患者应尽早彻底戒烟，同时拒绝吸二手烟。升高的血压不但增加心肌耗氧，加重心肌缺血，而且加速动脉粥样硬化。冠心病合并高血压患者，应在医生指导下尽早将血压控制到理想水平。降血脂治疗不但能够降低冠心病的复发率和死亡率，而且可以逆转或延缓动脉斑块病变的进展，降血脂治疗的首要目标是使血中的低密度脂蛋白胆固醇（LDL-C）水平降至1.8 mmol/L 以下。患有糖尿病者应学会自我血糖监测。服用降血糖药治疗的患者，应每周测量空腹血糖或餐后2小时血糖2~4次，或在到医院就诊前1周连续监测3天，每天早、中、晚三餐前和三餐后2小时及临睡前的血糖水平。糖化血红蛋白（HbA1c）是反映长期血糖控制状况的金标准，建议在治疗之初至少每 3 个月检测 1 次，一旦达到治疗目标（一般以不超过 6.5% 为宜）可每 6 个月检测 1 次，同时应注意避免低血糖。

（5）坚持服药，定期复查：冠心病是慢性病，需要长期服药。应按照医生的医嘱服药，不要听信广告宣传随意停药，也不能停用西药改服中药。尽管病情稳定仍应按照医生的要求定期到医院复查。

（6）具备急救意识：平时随身携带急救药如硝酸甘油片。当出现心绞痛发作（如胸闷、胸痛或紧缩感、压迫感）时，应立即停止正在进行的活动，就地休息，将不适症状告诉您周围的人，并于舌下含服一片硝酸甘油，5 分钟后如症状未能缓解，可再次含服一片，症状仍不能缓解时，应立即呼叫救护车，就近前往有心血管专科的医院就诊。如果近期胸痛发作较前加重或更频繁者，说明病情恶化，也应及时到医院看病。

（7）其他注意事项：应避免情绪波动，养成良好的睡眠习惯，每天按时上床睡觉，每天保证 6~8 个小时的睡眠时间，睡前可泡个热水脚，建议每天午睡 30~45 分钟。

234 不稳定型心绞痛患者的护理应注意什么？

冠心病不稳定型心绞痛具有病情发展快、不稳定、反复发作等特点，如不及时治疗可能转化为急性心肌梗死，甚至危及患者生命。冠心病不稳定型心绞痛患者护理的注意事项如下：

（1）不稳定型心绞痛因病情随时可能恶化，应住院观察治疗。住院期间应密切监测血压和心率，复查心电图和血液指标，出现胸部不适等症状时应立即告诉医生或护士。

（2）注意避免心绞痛诱发或加重的因素，包括体位突然改变、情绪波动、饮食不当、运动过度等。胸痛发作频繁者应卧床休息，预防便秘，排便时过度用力可增加心脏负担、加重心脏缺氧缺血。放松心态，保障睡眠，以利于病情的康复。

（3）以低脂、低盐、优质蛋白和易消化的纤维类食物为宜，少量多餐，切忌饱食和快速进食。

（4）遵医嘱按时服药，治疗效果不佳或病情严重者应根据医生的建议尽早进行冠状动脉介入治疗，而不应延误最佳的治疗时机。

（5）在住院期间和出院后在医生、护士的指导下尽早进行心脏康复治疗。

其他日常生活注意事项同稳定性冠心病。

235 急性心肌梗死患者的护理应注意什么？

急性心肌梗死是冠心病的严重类型，病情变化快，猝死风险高，护理时应注意下面几点：

（1）凡是确诊或怀疑急性心肌梗死的患者，应尽早住院治疗。如发病在 12～24 小时之内，应尽早开通闭塞的冠状动脉，有条件者首选经导管的冠状动脉介入治疗。

（2）在发病的 12 小时以内应绝对卧床休息，若病情稳定，可在严密心电监护下逐步在床上和下床活动。活动量应以静息心率为参考标准，活动时心率比静息时的心率增加不超过 20 次/min，且自觉用力程度很轻或轻为度。

（3）对有呼吸困难和血氧饱和度降低者，应给予吸氧。

（4）常规进行心电图、血压和呼吸的监测，保持情绪稳定，防止不良刺激，减少亲朋好友的探视。

（5）宜进清淡易消化食物，无糖尿病者可进食蜂蜜、香蕉等预防便秘，多进食粗纤维食物，排大便时避免用力过度，有便秘者可适当服用通便药物。

（6）彻底戒烟，并远离烟草环境。

（7）住院期间和出院后应尽早在医护人员指导下进行心脏康复。

病情稳定出院后的日常生活注意事项同稳定性冠心病。

236 心脏瓣膜疾病患者日常生活应注意什么？

风湿性心脏病（简称风心病）和老年退行性心瓣膜病是临床上常见的心脏瓣膜疾病。心脏瓣膜疾病日常生活应注意：

（1）风心病多数在青少年时期发病，与反复发生扁桃体炎、咽喉炎等链球菌感染有关，因此应注意防寒保暖，预防呼吸道感染。避免长时间居住在阴暗潮湿的环境，保持室内通风。

（2）退行性心脏瓣膜疾病在老年人群中多见，高脂血症、高血压、吸烟、肥胖及糖尿病等动脉粥样硬化的危险因素可增加其患病风险。因此，控制好血压、血脂、血糖，戒烟、保持理想体重，有助于防止老年心脏瓣膜疾病的发生与发展。

（3）防治心力衰竭：心脏瓣膜疾病患者应避免进行过重的体力活动，以免加重心脏负荷，加速心力衰竭的发生。一旦出现呼吸困难、咳嗽、乏力、尿少、腹胀、水肿等症状时，常提示为心力衰竭，应及时到医院就诊，给予相应治疗，避免病情恶化。凡是出现了心力衰竭表现的患者应考虑尽早行瓣膜修复或置换手术。

（4）预防感染性心内膜炎：细菌感染时，当细菌进入人体的血液循环就很容易附着在有病变的心脏瓣膜上，并在局部繁殖形成团块样的赘生物，引发感染性心内膜炎，不但加重心瓣膜的损害，而且赘生物脱落可引起脑栓塞和外周动脉的栓塞，造成严重的后果。如出现发热、咳嗽等感染症状，应及时到医院就诊，酌情给予抗生素治疗。如准备接受牙科治疗及各种创伤性检查或治疗时，应告诉医生自己患有心脏瓣膜疾病，以便医生在治疗前酌情预防性使用抗菌药物治疗。

（5）心脏瓣膜疾病（尤其是二尖瓣狭窄）合并心房颤动的患者，心房内容易形成血栓，血栓脱落引发脑栓塞或肢体动脉栓塞等血栓事件的风险较高，应服用抗凝血药华法林，以预防和减少血栓栓塞症的发生。

（6）服用华法林者应定期监测凝血功能，以调整药物至安全有效的剂量，一般认为服药后国际标准化比值（INR）值维持在 2~3 说明药物剂量适宜。如果出现牙龈出血、黑便等现象时应及时就医。如需进行创伤性检查或手术，应告诉医生自己正在服用华法林，一般应于术前停用华法林 1 周左右，以免术中出血不止。

（7）妊娠时由于心脏负担加重，可能使心脏瓣膜疾病患者的病情恶化，甚至危及孕妇及胎儿的生命。患有心脏瓣膜疾病的育龄妇女如果计划妊娠，应先到心血管专家处咨询，评估妊娠风险。

237 慢性心力衰竭患者日常生活应注意什么？

心力衰竭是一种慢性进行性发展的疾病，学会长期的自我管理对于防止病情进展非常重要。心力衰竭经过治疗病情稳定之后，仍需长期坚持治疗，日常生活应注意以下几个方面：

（1）学会自我监测：注意观察自己的脉搏、血压、尿量和体重等的变化，并用本子记录下来。宜在每天同一时间（如晨起排尿后）称体重。当出现心慌、咳嗽、呼吸困难、难以平卧、下肢水肿、恶心、呕吐、尿量减少以及3天内体重突然增加2 kg以上时，提示心力衰竭加重，需及时就诊。

（2）遵医嘱坚持服药：长期服药可改善心力衰竭患者的生活质量，减少患者住院，并显著延长患者的寿命，停药后病情会复发和恶化。患者应了解药物的作用、用法和用量，遵医嘱长期服药，不随意增减药物。

（3）定期门诊复查：门诊复查时，将家中自测的脉搏、血压、尿量和体重情况告诉医生，以便医生调整药物治疗方案。

（4）保持良好的生活方式：宜低盐低脂饮食，戒烟酒。肥胖患者应减轻体重；明显消瘦者，应给予优质蛋白、高维生素营养饮食。心力衰竭稳定期无须严格限制水分的摄入。应保持充足的睡眠，必要时遵医嘱使用促眠的药物。适当运动，鼓励在康复专业人士的指导下进行运动训练，防止肌肉废用性萎缩，提高生活质量。

（5）预防感染：寒冷天气注意保暖，预防感冒，防止肺部和泌尿系感染等，以免诱发或加重心力衰竭。

（6）消除负性情绪：应保持良好的心态，树立战胜疾病的信心。家属需关心体贴患者，缓解患者不良情绪，必要时可遵医嘱服用抗抑郁药对症治疗。

238 心力衰竭加重期患者的护理应注意什么？

心力衰竭加重期患者活动能力明显下降，常常需要住院治疗，护理注意事项如下：

（1）一般护理：患者宜卧床休息，保持病房安静，减少人员探视。床旁心电监护直至病情稳定，密切观察血压、心率、呼吸和血氧饱和度的变化。若有呼吸困难，应给予吸氧，使血氧饱和度保持在 90% 以上。遵医嘱按时用药，注意药物的不良反应。

（2）容量管理：准确记录 24 小时出入水量，包括输液量、进食和饮水量，小便次数和每次的量，大便量等。注意控制静脉输液速度，以 20 ~ 30 滴/min 为宜（特殊药物除外）。肺淤血、体循环淤血及水肿明显者应严格限制饮水量。每天摄入液体量一般宜在 1500 mL 以内，不要超过 2000 mL。保持每天出入量负平衡约 500 mL，严重肺水肿者水负平衡为 1000 ~ 2000 mL/d，甚至可达 3000 ~ 5000 mL/d，以减少水钠潴留，缓解症状。3 ~ 5 天后，如肺淤血、水肿明显消退，应减少水负平衡量，逐渐过渡到出入量大体平衡。在负平衡下应注意防止发生低血容量、低钾血症和低钠血症等。同时限制钠盐摄入，每天应 <2 g。

（3）其他方面：保证充足的睡眠，必要时遵医嘱使用促进睡眠的药物。平卧感呼吸困难者，可将床头适当抬高。卧床不起者，可在他人的协助下活动四肢和多翻身，以预防深部静脉血栓和压疮的形成。抑郁、焦虑等负性情绪可能加重心力衰竭，应保持乐观心态，积极配合治疗。家属需提供情感支持，缓解患者不良情绪。

239 扩张型心肌病患者日常生活应注意什么？

扩张型心肌病目前没有根治的办法，但通过规范治疗可延缓病情发展，提高患者的生活质量和生存率。日常生活注意事项为：

（1）坚持服药，定期复查：规范的药物干预非常重要，患者需遵医嘱服药，掌握所服用药物的名称、剂量、用法、不良反应。并按要求定期门诊复查，根据医生的建议将药物调整至最佳剂量。

（2）合理饮食，适当运动：饮食原则为低盐、低脂、高蛋白、高维生素饮食；食盐的摄入 <6g/d；戒烟酒，不要喝浓茶和咖啡等含咖啡因的饮料。保持理想体重，在病情允许的情况下可适当的进行体育锻炼，可以选择散步、太极拳等舒缓的运动，循序渐进，量力而为。

（3）其他注意事项：注意预防感冒、泌尿系感染等，以免诱发或加重心力衰竭。保持情绪稳定、保证充足的睡眠及避免过度劳累。

扩张型心肌病主要表现为慢性心力衰竭可参考慢性心力衰竭，患者的日常生活注意事项。

240 肥厚型心肌病患者日常生活应注意什么？

肥厚型心肌病（HCM）多数由遗传基因变异所致，目前没有根治的办法，了解日常生活注意事项，有利于延缓病情进展、减少不良事件发生。

（1）合理用药：应遵医嘱服药，掌握所服用药物的名称、剂量、用法和不良反应。如为梗阻性肥厚型心肌病患者，应避免使用强心药（如地高辛）、西地那非（伟哥）等增强性功能的药物和硝酸酯类药物（如硝酸甘油片）等扩张血管的药物，以免加重病情。

（2）避免剧烈运动：运动不当可能引起心排量急剧减少或引发严重心律失常，甚至导致猝死的发生。避免参加竞技运动，特别是能使心率突然增加的运动，如举重、鞍马、单或双杠等爆发力运动和加减速很快的运动；也不应参加时间长、运动量大的运动。

（3）合理饮食：原则上以清淡、易消化饮食为主；戒烟限酒。

（4）防止意外发生：应避免情绪激动、持重、洗桑拿、屏气、寒冷刺激和暴饮暴食等，以减少晕厥和猝死的风险。建议不从事商业驾驶（即出租车司机、公共汽车司机、飞行员、轮船船员）和高空作业等职业。有晕厥病史或猝死家族史者应避免独自外出活动。家人、同事和朋友应掌握基本的心肺复苏知识和方法。

（5）定期复查和遗传咨询：患者必须定期门诊随访，症状加重时立即就医，评估认为猝死风险高危者，应考虑植入ICD。本病有遗传倾向，应鼓励家庭成员进行疾病筛查。患者在考虑生育时，应咨询生殖遗传门诊，通过医学方法，避免将本病遗传给子女。

241 心血管疾病合并糖尿病患者的护理应注意什么？

高血压、冠心病患者常常合并糖尿病，除了心血管疾病的相应护理之外，合并糖尿病者护理的注意事项如下：

（1）掌握相关知识：知晓空腹血糖和餐后血糖的正常值范围，学会自我监测血糖。了解所服用药物的正确使用方式、时间、药名及剂量等。

（2）监控血糖：应定期监测血糖，将空腹血糖保持在<7 mmol/L，非空腹血糖应<10 mmol/L。对于心血管疾病严重尤其是老年患者，可适当放宽血糖的控制目标。

（3）避免低血糖发生：血糖≤3.9 mmol/L即为低血糖。低血糖时，患者可出现虚汗、头晕、心跳加快、颤抖、饥饿感、无力、手足发麻等；甚至说话含糊不清、烦躁、抽搐、昏迷等。低血糖还可能增加患者心血管事件的风险。服用降血糖药尤其是正在使用胰岛素的患者应做到如下几点：①重视血糖自我监测；②按时进食，生活规律；③不可随便增加药量；④正确使用胰岛素及降血糖药，每次使用胰岛素前均应仔细核对剂量；⑤运动量恒定，运动强度应适宜；⑥防止空腹饮酒，尤其是注射胰岛素或口服磺脲类降血糖药之后；⑦随身携带糖果或饼干，如出现低血糖表现时可以食用。

（4）控制饮食：①合理控制每天的食量，应根据自己的日常活动量（能量级别）评估自己每天所需总热量，避免饮食过量，肥胖者应把体重减至理想体重。糖尿病患者每天所需总热量可按下列公式计算：

$$每天所需总热量 = 能量级别 \times 理想体重$$

理想体重为身高（cm）-105。在体型正常的情况下，卧床休息者的能量级别为15～20，轻体力劳动为25～30，中体力劳动为35，重体力劳动为40。例如，身高175 cm，体重68 kg，职业为会计的中年男性，每天需要的总热量=30×（175-105）≈2000 kcal（1 kal=4.186 kJ）。②合理的食物搭配：每天摄入碳水化合物、蛋白质和脂肪的比例可遵循12345的原则，即"每天1袋牛奶，200～250 g碳水化合物，3个单位优质蛋白（1单位优质蛋白=猪肉1两=鱼2两=鸡蛋1个，牛奶宜选用脱脂奶，鸡蛋的蛋黄不宜多食），4句话（有粗有细、不甜不咸、少吃多餐、七八分饱），500 g蔬菜"。保持食物多样性，即谷薯类、菜果类、肉蛋奶豆类、油脂类，粗细粮搭配，荤素食搭配，干稀食搭配，勿挑食，勿偏食。戒烟戒酒。

（5）适当运动：应坚持长期、适量、有规律的有氧活动，可以采用太极拳、保健操、快走、慢跑等运动方式。每次锻炼20～45分钟，每周5次，出现身体不适立即停止，运动前需注意血压情况，血压高于180/120 mmHg时应取消运动。

（6）定期检测各项指标：监测体重、腰围、血压、血糖、血脂和心电图。

（7）保持乐观心态：烦躁易怒或悲观厌世等消极心态不但会影响血糖，也可能导致心血管疾病的突然发作。

242 心血管疾病患者合并肺部感染时的护理应注意什么？

心血管疾病患者容易合并肺部感染，肺部感染又会加重心血管疾病患者的病情，也是导致患者住院的重要原因。其护理注意事项如下：

（1）一般护理：为患者创造洁净舒适的环境，减少人员探视。密切观察患者的体温、心率、心律、呼吸及血压情况。酌情使用抗感染、化痰止咳等药物，一般情况下不应停用心血管疾病治疗的药物。

（2）有效排痰：咳出淤积在肺内的痰液，有利于感染的控制，减轻痰液阻塞气道所致的呼吸困难。咳痰时，患者尽量坐直，缓慢地深吸气，屏气3～5秒，用力地将痰咳出来，并连续2次短而有力地咳嗽。在病情允许的情况下适当饮水和静脉输液，使痰液稀释更易于咳出。必要时可通过改变体位、拍背和雾化吸入等办法，促进痰液排出。

（3）加强口腔护理：口腔细菌极易进入上呼吸道，并和其他细菌一起导致下呼吸道感染。加强口腔护理是减少细菌繁衍定植的重要措施，可用淡盐水或1%～3%碳酸氢钠溶液擦洗口腔或漱口，使口腔内保持碱性环境，抑制真菌在口腔内生长。

（4）饮食方面：饮食宜清淡，以易消化的高蛋白、高热量、高维生素食物为主。进食时需抬高床头，以免食物误入气管，进食后不可立即平卧，防止食物反流。

（5）心理护理：照顾者应多与患者进行交流，鼓励和安慰患者，帮助患者树立战胜疾病的信心。

243 冠心病患者介入手术后如何护理？

冠心病介入手术俗称"放支架"，是经肢体动脉穿刺，插入一根带球囊的导管，将狭窄的动脉扩张之后，将支架放置到病变处，以防血管再狭窄的一种微创手术。放支架手术相当于修路，就像把高速公路上的一段障碍给疏通了，可是今后能否继续保持全路畅通，关键就在于长期的养护了。冠心病患者介入手术后注意事项如下：

（1）术后活动：经上肢桡动脉穿刺手术者，无须严格卧床，但穿刺侧腕部应避免用力活动，可抬高穿刺侧肢体，便于静脉回流，减轻肢体肿胀、疼痛。如果是经下肢股动脉穿刺手术者，应平卧休息，穿刺侧肢体需平伸制动 6～12 小时，以避免穿刺部位出血，未穿刺的肢体可适当活动。

（2）严密观察：注意观察穿刺伤口有无渗血，穿刺肢体远端的动脉（桡动脉或足背动脉）搏动情况及肢端温度；持续心电、血压监测 24～48 小时；观察体温、脉搏、呼吸、血压、神志、心率、心律、肢体活动等变化，以及有无胸痛、胸闷、气促、咯血、鼻出血、血尿、黑便等症状，警惕并发症的发生。

（3）多饮水：介入手术后患者鼓励多饮水，以促进造影剂排出，避免造影剂造成肾功能损害。

（4）鼓励参与心脏康复：住院期间和出院后尽早在医生和护士指导下开始心脏康复。

（5）定期门诊复诊：冠心病患者往往冠状动脉血管有多处病变，放支架只是"打枪"，仅仅解决了某个部位的血管病变，用药物才是"生化武器"，能应对多支多处血管病变，防止支架处和其他部位病变的加重。因此，应按照医生的处方长期服药物，出现不适症状及时就医。

其他日常生活注意事项详见稳定性冠心病。

244 心脏瓣膜球囊扩张术后应如何护理？

心脏瓣膜球囊扩张术是一种微创的介入手术，手术中将带有球囊的导管经体表动脉送至狭窄的瓣膜口处，进行扩张，然后拔出导管。临床上主要用于二尖瓣狭窄或肺动脉瓣狭窄的患者，术后注意事项如下：

（1）术后活动：需保持穿刺的下肢伸直制动≥6 小时，卧床休息≥12 小时后逐渐恢复日常活动。

（2）术后饮食：如果为全身麻醉，术后应禁食禁水 6 小时。局部麻醉的患者，术后如无不适，可正常进食，鼓励多饮水，促进造影剂从肾脏排泄，戒烟酒。

（3）伤口护理：严密观察穿刺伤口有无渗血渗液、血肿、足背动脉搏动情况及肢端温度。

（4）并发症观察：术后 24 小时应行心电监护，严密观察心率、心律、呼吸、血压等；如有胸闷、胸痛、气促、恶心、呕吐等症状，应及时告诉医生或护士。

（5）遵医嘱用药，二尖瓣球囊扩张术后，常需每月肌内注射 1 次长效青霉素持续 5 年以上，以预防链球菌感染，造成瓣膜再狭窄。

（6）避免感冒，出现发热及时就医。

（7）定时门诊复诊，评估是否有瓣膜反流、瓣膜再狭窄等。

245 先天性心脏病封堵术后应如何护理？

多数先天性动脉导管未闭、房间隔缺损和室间隔缺损可在心血管内科进行经心导管封堵术，封堵术有不需开刀、创伤小、恢复快等优点，术后护理注意事项如下：

（1）术后活动：术后患者保持穿刺下肢伸直制动≥6 小时，卧床休息≥12 小时后逐渐恢复日常活动，3～6 个月内避免剧烈运动，以免封堵器脱落。

（2）术后饮食、伤口护理和并发症观察：与心脏瓣膜球囊扩张术后患者的护理相同。

（3）术后用药：房间隔缺损和室间隔缺损封堵术后需服小剂量阿司匹林肠溶片（成人一般每天服 100 mg，儿童根据体重减量）6 个月，以防封堵器表面血栓形成引发脑栓塞等血栓事件。

（4）术后 1、3、6、12 个月及以后每年复查心电图、超声心动图。

246 心脏射频消融术后应如何护理？

射频消融术是经导管介入治疗许多快速性心律失常的有效方法，术后护理方法如下：

（1）术后活动、术后饮食、伤口护理和并发症观察与心脏瓣膜球囊扩张术后患者的护理相同。

（2）术后用药：阵发性室上性心动过速或室性心动过速术后需服用小剂量阿司匹林肠溶片（成人一般每天服 100 mg）30 天，以防止消融处心内膜血栓形成。心房颤动消融术后需常规服华法林（或用达比加群、利伐沙班等新型抗凝血药）抗凝 3 个月，血栓栓塞风险高者需长期抗凝，以防止血栓形成。服华法林者应按照医生的建议监测凝血指标，并根据化验结果调整华法林的药物剂量。另外，心房颤动术后早期 3 个月内常规服抗心律失常药（常用胺碘酮或普罗帕酮），以减少心律失常复发。

（3）术后 1、3、6 个月，以后每半年复查心电图、动态心电图。如有心悸、胸闷等，尽可能记录发作时的心电图，并保留检查结果，到医院复查时交给医生以便进行病情分析。

247 心脏起搏器植入术后应如何护理？

心脏起搏器主要用于治疗显著心动过缓且伴有症状的患者，术后护理注意事项如下：

（1）一般术后伤口用沙袋压迫 4～6 小时，以防伤口出血，确认无出血后及时移去。术后 24 小时内患者应平卧床上，少活动，以防植入的导线脱落。如卧床导致腹胀、腹痛或排尿困难，可抬高床头 30°～60°或取左侧卧位。术后 3 天尽量在床上为好，3 天以后逐渐增加活动量，可下床走走，可根据自身情况听从医生的意见，第一次起床动作宜慢，防止摔倒。

（2）术后持续心电、血压监测 24～48 小时，密切观察体温、脉搏、心律、心率及心电图，以及时发现有无导管电极移位或起搏器感知障碍。

（3）术后严密观察伤口有无渗血、红肿、疼痛等情况。静脉滴注抗生素 1～2 天预防感染，及时伤口换药，术后第 8 天拆线。保持起搏器囊袋表面皮肤的清洁，观察有无红肿，破溃。出现上述症状马上来医院就诊。

（4）术后由于焦虑、害羞、不习惯卧床排便或担心伤口出血等，容易出现术后排尿功能障碍，膀胱过度膨胀排尿会更加困难，因此应及早排尿。

（5）术后第 1～第 2 周，植入侧的手臂不要高举，但可以轻微地活动手臂。植入装置后的最初 1～3 个月，可进行一般的日常活动，适度的体育锻炼如散步、慢跑也可以。但要避免剧烈运动，尤其是起搏器植入侧的上肢应避免大幅度活动，如打网球、举重物等，以免起搏器的脉冲发生器和（或）电极导线发生移位。以后的生活中，尽量避免用起搏器植入侧的手臂负重。俯卧撑或吊单杠等靠近起搏器植入位置的运动、马拉松或竞走等激烈运动也应避免。选择散步、高尔夫球、门球或在游泳池中走步等运动为好。此外，还要细心保护埋置起搏器处的皮肤，避免外力撞击。

（6）不要按压和移动您的起搏器。如果开车，应避免安全带撞击或压迫起搏器，可垫一个垫子以分散压力。

（7）如果没有严重的器质性心脏病或其他疾病的限制，植入起搏器出院后可恢复正常生活、工作。

（8）洗桑拿或热水浴对起搏器没有影响，但如有严重的心脏病，水温过高可能对身体不利，请在出院时或以后复查时征求医生的建议。

（9）起搏器术后如果心功能良好性生活一般不受影响，最好请征求医生的建议。

（10）使用手机时，应使手机与您的起搏器之间保持 15 cm 以上的距离（有些起搏器由于具有内在抗干扰机制，使用手机不会有影响），不要将手机放在靠近起搏器的衣服口袋里；接听电话时，尽量用离您的起搏器较远一侧的耳朵接听。起搏器容易受磁场干扰，应避免使磁铁靠近起搏器，包括所有的磁疗健身器材、床垫式或枕式磁疗仪；不可靠近有强磁场的地方，如工业用电磁感应炉、雷达天线、广播电视发射天线的限制区域、大型电机、高压设备强磁场发生的地方、电锯、除草机、电压电力传输线、发电厂的限制区域、电弧焊接设备、工业磁铁；避免靠近正在修理的汽车引擎（发动状态下）、电子防盗装置（非正常速度通过，如门口徘徊或倚靠在安全门上）、汽油动力工具等。如果您感觉头晕或快速不规则的心跳，应迅速离开上述设备或区域，您的起搏器将很快恢复正常。磁共振是临床上普遍应用的影像检查手段，但装了起搏器的患者一般不能做磁共振检查，近年来随着起搏器技术的不断发展，已出现抗核磁心脏起搏器，但其费用比普通起搏器高 3 万 ~ 4 万元。

（11）保证所有的常用电源接地，避免接触漏电的设备。心脏起搏器一般不会受微波炉、电饭锅等大多数家用电器的影响。进行电焊操作、驾驶汽车、X 线透视或拍片或 CT 检查时，也不会影响心脏起搏器的工作。

（12）驾驶摩托车或乘坐剧烈颠簸的汽车时，可能对频率适应性起搏器有影响，具体听从医生的建议。

（13）起搏器植入知识手册及起搏器植入卡应尽量随身携带。如遇突发事件发生时，有助于及时将您送到医院及时接受治疗，同时外出旅游乘飞机，出示起搏器卡可免除安全检查。

（14）患者应了解起搏器设置的频率低限（一般 50～60 次/min），学会自测脉搏，每天安静时（特别在早上起床时）数脉搏，然后记在本子上。定期到医院进行检测起搏器的工作状态。一般要求植入后 1、3、6 个月各随访 1 次，以后每 6 个月至 1 年随访 1 次，依起搏器类型及病情变化而定，预计快接近起搏器使用期限时，须缩短随访时间，避免带来不良后果。当出现呼吸困难、胸痛、心悸、头晕、乏力、手脚水肿、不停打嗝或感到异常发热、甚至晕厥，或者脉搏规律完全改变，或者脉搏过慢（低于设置的起搏频率低限 5 次/min），或者您觉得又出现了植入起搏器之前的症状时应及时到医院进行检查。

248 埋藏式心律转复除颤器植入术后有哪些注意事项？

术后护理注意事项与起搏器植入术后基本相同。但还需强调以下几点：

（1）所有植入埋藏式心律转复除颤器（ICD）的患者必须进行定期随访，以确保仪器安全和最佳运行。随访应根据患者的临床情况个体化进行，一般可以每隔 6 个月随访一次，并对相关参数进行程控。

（2）对于曾发生过心搏骤停或恶性心律失常而置入 ICD 进行二级预防的患者，如果确定为复发性室速或室颤导致意识丧失或接近丧失的，则最近心律失常事件后 6 个月内避免驾驶机动车；对于未发生过恶性心律失常置入 ICD 一级预防的患者，建议至少 7 天内避免驾驶以促进伤口愈合。

（3）ICD 与电磁干扰源相互作用可能影响工作，因此尽量远离强电磁环境或设施。

（4）ICD 植入后可能经历短暂或持续性的器械相关的焦虑甚至抑郁，特别是在清醒状态下经历电击事件的患者，术前教育及术后心理支持是必要的，以减轻患者的焦虑、抑郁症状，改善患者生活质量。

此外，应继续对患者存在的心血管疾病给予相关的药物治疗。

249 心脏再同步化治疗术后有哪些注意事项？

心脏再同步化治疗（CRT）是通过植入一个人工心脏三腔起搏器用于治疗严重心力衰竭的患者。但是，该技术仅只是心力衰竭治疗的一部分，并不能代替心力衰竭的规范化药物治疗。因此，术后注意事项除了同起搏器植入术后相同之外，患者仍需长期终身服药，定期到心内科门诊复查，在医生指导下，优化药物治疗方案，以取得最佳的治疗效果。

〔曹丽芳　黄伶智　阮　叶　陈思思　朱　莉　张晓丹〕

图书在版编目（ＣＩＰ）数据

心血管疾病防治康复护理全书 / 李向平，许丹焰主编. --
长沙：湖南科学技术出版社，2020.11
　ISBN 978-7-5710-0804-8

　Ⅰ．①心… Ⅱ．①李… ②许… Ⅲ．①心脏血管疾病－防治
②心脏血管疾病－护理 Ⅳ．①R54②R473.5

中国版本图书馆 CIP 数据核字(2020)第 200762 号

心血管疾病防治康复护理全书

主　　编：李向平 许丹焰
责任编辑：李　　忠
出版发行：湖南科学技术出版社
社　　址：长沙市湘雅路 276 号
网　　址：http://www.hnstp.com
湖南科学技术出版社天猫旗舰店网址：
　　　　　http://hnkjcbs.tmall.com
邮购联系：本社直销科 0731-84375808
印　　刷：长沙德三印刷有限公司
　　　　　（印装质量问题请直接与本厂联系）
厂　　址：湖南省宁乡市夏铎铺镇六度庵村十八组（湖南亮之星酒业有限公司内）
邮　　编：410604
版　　次：2020 年 11 月第 1 版
印　　次：2020 年 11 月第 1 次印刷
开　　本：710mm×1000mm　1/16
印　　张：14
字　　数：210 千字
书　　号：ISBN 978-7-5710-0804-8
定　　价：39.50 元